# Inhalt

## **Im Garten der Aphrodite** – Pflanzen der Liebe



## **Medizin der Götter** – Pflanzen der Weisheit

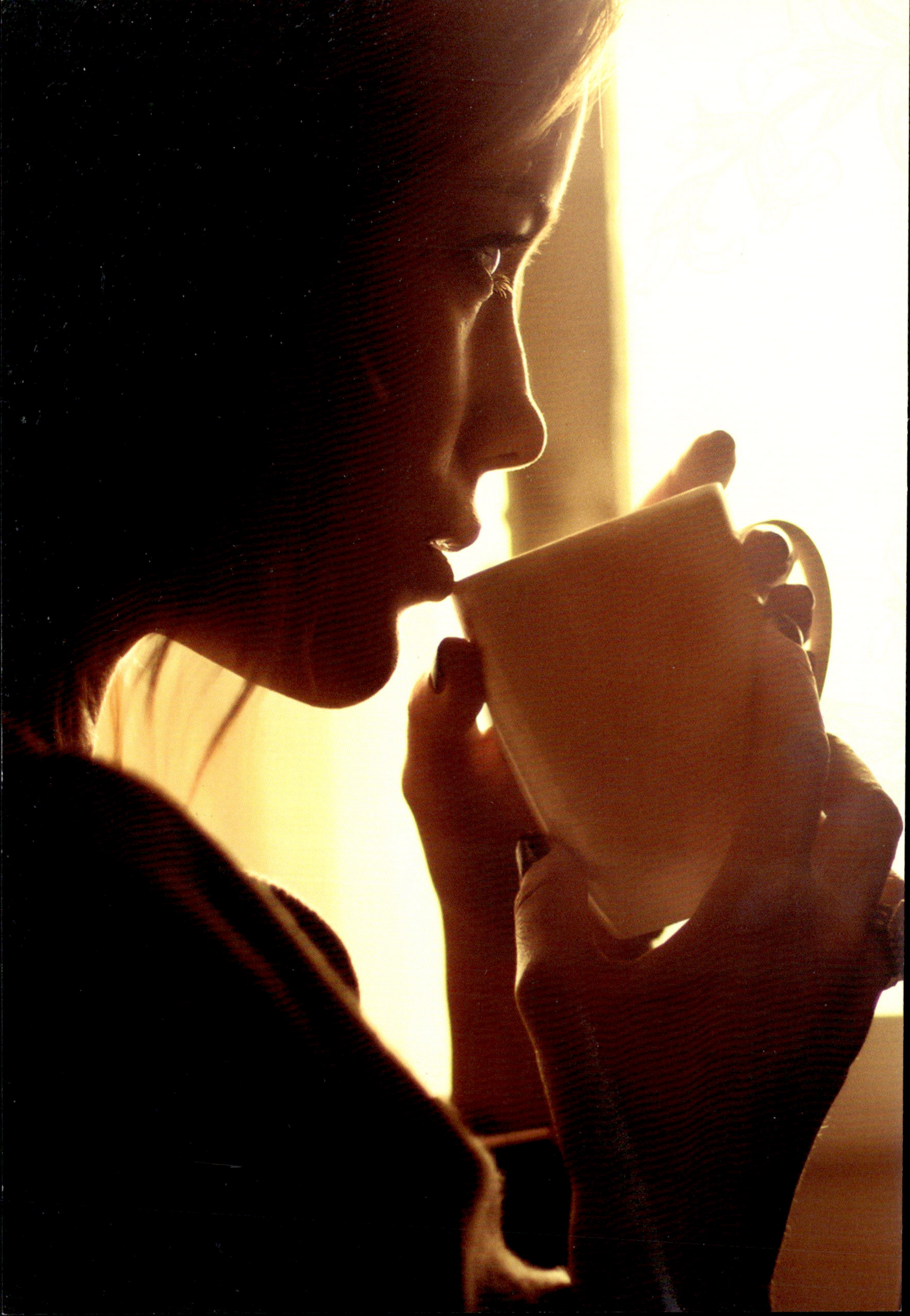

# Einleitung –
## Die Welt der Zauberpflanzen und Hexenkräuter

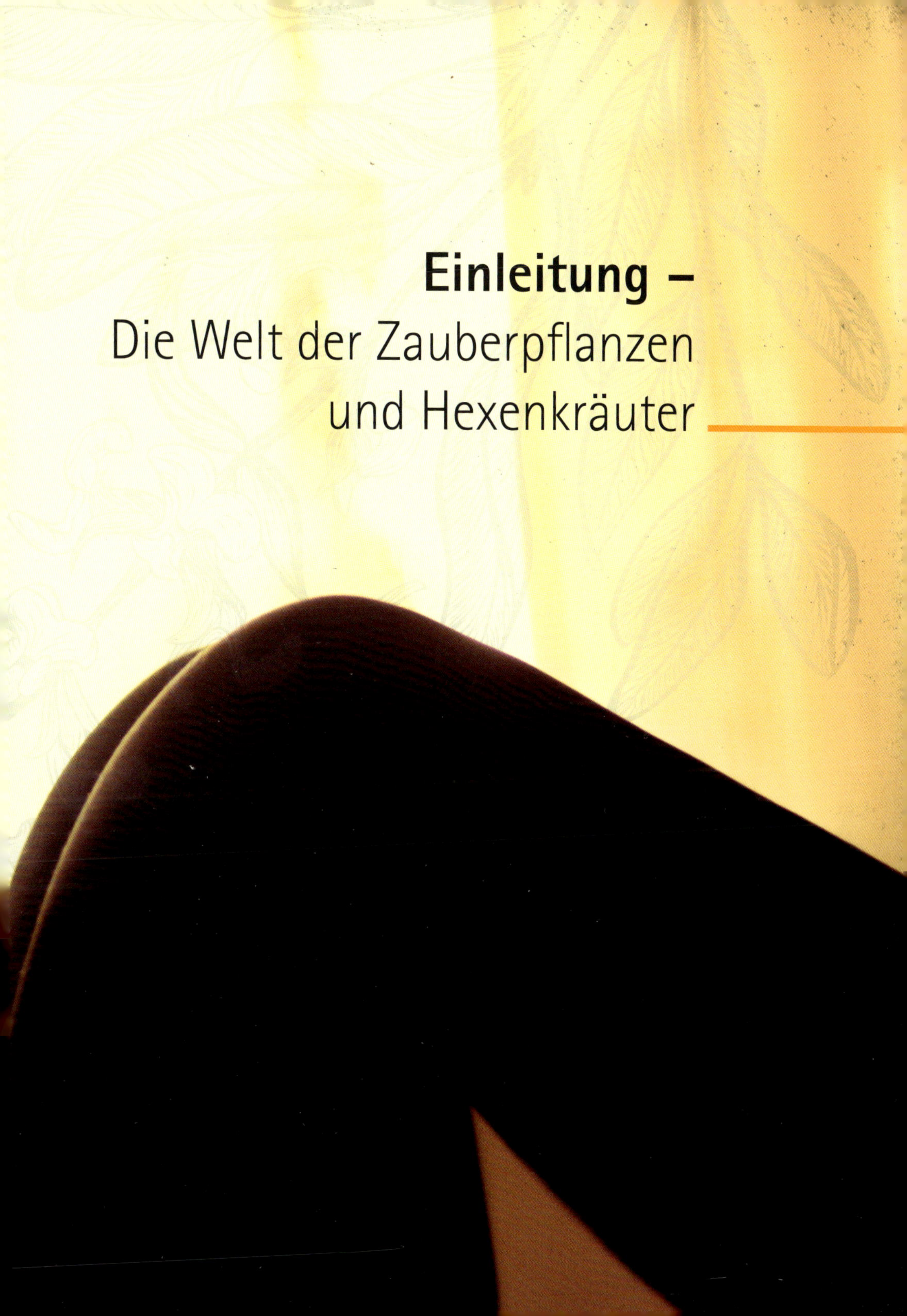

# Altes neu entdeckt – Die Kraft der Kräuter

## Rückbesinnung auf die Natur

Die Heilkraft der Kräuter übt auf den modernen Menschen eine ganz eigene Faszination aus. Viele von uns sehnen sich nach einer Rückkehr zur Natur, weil wir immer öfter spüren, dass wir unsere Wurzeln in Zeiten von Turbokapitalismus und fortwährender Leistungssteigerung erst verleugnet und dann verloren haben. Zugleich ist nach zahllosen Skandalen das Vertrauen in eine Medizin geschwunden, in welcher der Mensch nur noch eine Versicherungsnummer zu sein scheint und seine Krankheiten nur Funktionsstörungen, die möglichst schnell repariert werden müssen. Die alternativen Medizinen haben regen Zulauf, und immer mehr Menschen vertrauen sich naturheilkundlich orientierten Ärzten und Heilpraktikern an. Zunehmend setzt sich der Gedanke durch, dass mehr passieren muss, als nur Symptome zu kurieren, wenn wir wirklich gesund sein wollen. Es reicht einfach nicht, nur irgendwelche Tabletten zu schlucken. Wir spüren deutlich: Wir wollen als ganzer Mensch begriffen werden und nicht nur als eine aus dem Takt geratene Maschine.

Die Pflanzenheilkunde, Phytotherapie genannt, war nie wirklich von der Bildfläche verschwunden. Doch lange Zeit fristete sie in den Apotheken ein Schattendasein neben den Hochglanzprodukten der Pharmaindustrie. Langsam, aber sicher setzt sich das Bewusstsein durch, dass die Kräuter auf einer unendlich viel längeren Tradition aufbauen als die chemischen Substanzen, die wir heute teilweise recht leichtfertig verschrieben bekommen. Bevor Kopfschmerztabletten, Nasensprays und Hustensäfte, Betablocker und andere Errungenschaften der modernen Pharmakologie Einzug in unser Leben hielten, nutzten die Menschen die Apotheke der Natur, wenn es einmal war. Längst wissen wir, dass ihr

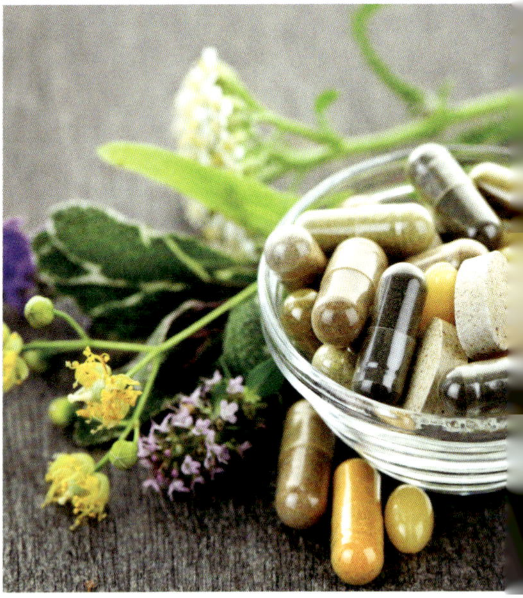

Immer mehr Menschen greifen auch im Bereich Arzneimittel auf die Kraft der Kräuter und Heilpflanzen zurück, welche die Natur in großer Auswahl bereithält.

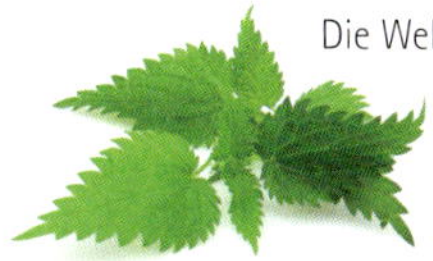

Wissen nicht so rückständig gewesen ist, wie man uns lange Zeit weiß machen wollte. Im Gegenteil: Durch generationenübergreifende Überlieferungen von lebensnahen Beobachtungen ist es unseren Vorfahren gelungen, ein recht genaues Wissen über Krankheitsverläufe zu sammeln und die passende Antwort darauf zu finden.

Zugegebenermaßen klingen manche Schlussfolgerungen früherer Zeiten fremdartig in unseren Ohren, weil sie von einer Bildersprache leben, an die wir nicht mehr gewöhnt sind. Wer würde heute noch sagen, dass Zahnschmerzen das Ergebnis von Würmern sind, die sich in unseren Zähnen eingenistet haben? Doch jeder, der einmal Zahnschmerzen hatte, wird eingestehen, dass der bohrende Schmerz dem Gefühl eines im Zahn nagenden Wurmes recht nahekommt. Vieles wissen wir also heute besser, können es präziser beschreiben und brauchen auch nicht auf Begriffe zurückzugreifen, die eher einem Buch über Fabelwesen entsprungen zu sein scheinen. Doch waren die damaligen Heilmittel deswegen schlechter? Auch hier müssen wir zugeben: Vor vielen Krankheiten, die wir heute dank moderner Medizin überwunden haben, mussten die Menschen damals kapitulieren, weil sie die Zusammenhänge nicht gesehen haben. Man denke nur an das Wüten des Schwarzen Todes in spätem Mittelalter und der anbrechenden Neuzeit. Die Versuche, sich vor einer Ansteckung durch Räucherungen und den Duft von Kräutern zu schützen, muten heute in ihrer Verzweiflung merkwürdig an. Andererseits gibt es Erstaunliches zu entdecken und wiederzuentdecken. Gerade erlebt die Medizin der Hildegard von Bingen eine ungeahnte Renaissance, und wir können uns nur ehrfürchtig vor dem Wissen dieser adeligen Klosterfrau aus dem 12. Jahrhundert verneigen, selbst wenn man von der Warte einer säkularen Welt aus die absolute Hinwendung zum christlichen Glauben als Voraussetzung für Heil und Heilung nicht unterstützt. Hier finden wir etwas, was uns in den Arztpraxen von heute fehlt: der Bezug zum Menschen als Ganzes, seiner Seele, seinem Herzen, seinem Geist. Und noch etwas wird uns bei der Lektüre der alten Kräuterbücher und Pflanzenalmanache bewusst: Die Menschen dachten früher anders über die Natur nach als wir heute. Sie fühlten sich wesentlich mit ihr verbunden, während wir uns heute eher von ihr getrennt betrachten. (Daraus resultiert auch unsere Vorstellung von der Natur als Selbstbedienungsladen – die Ursache für viele ökologische Probleme, mit den wir uns heute auseinandersetzen müssen.) Aus dieser Verbundenheit heraus begriffen unsere Vorfahren die Heilpflanzen nicht als Produkte, die wir uns zuführen und einverleiben, sondern als eigenständige Wesenheiten. Jede Pflanze besitzt demnach einen ganz eigenen Charakter, eine Persönlichkeit, und ihre besondere Heilkraft ist Ausdruck dieser Persönlichkeit. Alles an der Pflanze ist Symbol: die Formen, die Farben, der Geruch, der Geschmack. Und alles zusammen bildet eine unverwechselbare Einheit. Wenn wir uns mit dem Wunsch nach Heilung einer bestimmten Pflanzen zuwenden, dann

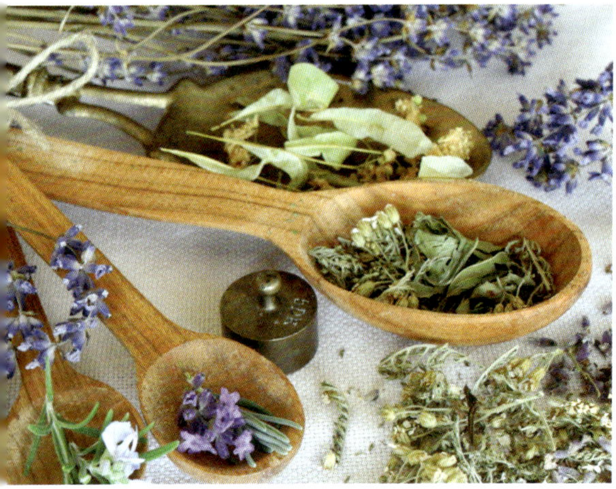

gehen wir gewissermaßen eine innige Beziehung mit ihr ein. Es ist eine Begegnung auf gleicher Augenhöhe. Diese Haltung ist weit entfernt von der Konsumhaltung, mit der wir heute Tabletten und Pillen schlucken, aber auch Kräutertees trinken und Tinkturen auftragen. Denn es kommt eben nicht nur darauf an, Chemie durch Naturprodukte zu ersetzen, sondern der Natur und ihren Mysterien auf eine ganz neue Weise zu begegnen. Das können wir von den Menschen der Antike, des Mittelalters und der frühen Neuzeit lernen.

## Mehr als „nur" Heilpflanzen

Eine ganz besondere Gruppe von Pflanzen sind als Zauberkräuter oder auch Hexenkräuter in diesem Buch versammelt. Für sie gilt in ganz besonderem Maße das eben Gesagte, denn sie übersteigen in ihrer Bedeutung und vielfach auch in ihrer Wirkung den reinen Heilungsauftrag. Sie wurden nicht nur im Sinne einer Arznei eingesetzt, sondern besaßen darüber hinaus auch die Macht, dem Menschen die Pforten zu einer höheren Wahrnehmung zu öffnen. Wer sich mit diesen Pflanzen verband, der geriet in Zustände, in denen sich sein Bewusstsein erweiterte.

In den frühesten Tagen der Menschheit galten diese Pflanzen als heilig, und sehr wahrscheinlich standen sie nicht jedem Mitglied einer Gemeinschaft zur Verfügung. Das Wissen wurde von Eingeweihten gehütet, von Schamanen, Priesterinnen und anderen ausgewählten Personen, die in einer besonderen Verbindung mit den Göttern standen. Seherinnen wie die Pythia im Orakel von Delphi nutzten die berauschende Wirkung mancher Kräuter, um das Wissen höherer

Sphären anzuzapfen. Germanischen Berserkern verliehen die Zauberpflanzen das Gefühl der Unbesiegbarkeit und ließ sie an Stärke über sich selbst hinauswachsen. Sibirische Schamanen „reisten" unter dem Einfluss von magischen Kräutern zu den Ahnen und bewirkten Heilung für ihren Stamm. Zauberpflanzen bilden eine Brücke in die andere Welt, die hinter der Welt des Alltäglichen zu finden und dem herkömmlichen Tagesbewusstsein verschlossen ist. Durch die Einnahme von psychoaktiven Kräutern öffnete sich der Vorhang der Wirklichkeit, und die Welt konnte so wahrgenommen werden, wie sie war.

Das Wissen um die richtige Dosierung war dabei lebensnotwendig, denn die stärksten dieser machtvollen Pflanzen sind zugleich auch die giftigsten, die wir kennen. Leben und Tod, Heilung und Zerstörung liegen bei den Zauberpflanzen ganz nah beieinander. So wurde dieses Wissen von Generation zu Generation weitergegeben und gelangte schließlich in die Anfänge der Neuzeit. In den Wirren des 17. Jahrhunderts und unter dem Eindruck eines der entsetzlichsten Kriege, die Europa bis dahin heimgesucht hatten, entfremdeten sich die Menschen von der bewusstseinserweiternden Bedeutung der Zauberpflanzen und nutzten ihre Rauschwirkung nur noch als Mittel zur Flucht vor einem schrecklichen Leben zwischen Chaos, Mord und Seuchen. Wo früher noch der Schamane zu seinen Ahnen flog oder die Seherin in den Spiegel der Zeit blickte, berauschte man sich nun an dem Gefühl zu fliegen und ergab sich in erotische Exzesse.

In einer Zeit, in der man bereit war, im Kampf um den wahren, reinen Glauben Abertausende von Menschenleben zu opfern, sah man diese Tendenz, sich aus dem grausamen Alltag zu befreien, bald als Ausdruck eines Paktes mit dem Bösen. Die Hexe war geboren, der Inbegriff des Teuflischen, gegen das man mit aller gebotenen Härte vorzugehen hatte. Unter Folter gestanden die Frauen und auch Männer, mit dem Satan im Bunde zu stehen und Mitglied einer verbrecherischen Sekte zu sein, deren einziges Ziel darin bestand, die Christenheit ins Verderben zu stürzen. Das ursprünglich alte Wissen um die Macht der Kräuter wurde als Zeichen dieses Paktes betrachtet. Tausende Unschuldiger hauchten als vermeintliche Hexen ihr Leben auf dem Scheiterhaufen aus. Aus den Zauberpflanzen aber wurden Hexenkräuter, denen fortan etwas Verruchtes und Unheimliches anhaftete. Heute nähern wir uns diesen Pflanzen, die über Jahrtausende Begleiter des Menschen gewesen sind, wieder an. Wir verstehen zwar, dass uns Pflanzen heilen können, stehen aber erst am Anfang des Bewusstseins, dass sie auch Lehrer sein können.

Dieses Buch möchte den ersten Schritt hin zu dieser besonderen

Kategorie von Pflanzen ermöglichen. Dabei kommen nicht nur die Pflanzen zu Wort, die ganz allgemein als die Rauschpflanzen der sogenannten Hexen bekannt sind und deshalb den Ruf des Verbotenen besitzen, sondern auch solche, die uns aus dem Gewürzregal bekannt sind oder die wir beim Kräuterhändler um die Ecke problemlos erwerben können.

Im ersten Kapitel finden Sie in erster Linie klassische Heilpflanzen, die jedoch durch ihre besondere symbolische Bedeutung einen tieferen Sinn für die Menschen hatten. Den Pflanzen, denen man bei der Suche nach Liebe, Lust und Leidenschaft Zauberkräfte unterstellte, ist das zweite Kapitel gewidmet. Im dritten und letzten Kapitel begegnen Sie schließlich jenen geheimnisvollen Pflanzen, die in so manchem Hexenkessel gekocht haben sollen und die für ihre halluzinogenen Wirkungen bekannt sind. Jedes Pflanzenporträt informiert Sie über die wichtigsten botanischen Eckdaten, vermittelt einen Überblick über die symbolischen Entsprechungen, die sich in Sagen, Legenden, Mythen und Geschichten widerspiegeln, und bietet Einblicke in die Verwendung in der Volksmedizin. Wo es sich anbietet, finden Sie zudem Rezepte und Anwendungsbeispiele, um eigene Erfahrungen mit der Macht der Zauberpflanzen und Hexenkräuter zu sammeln.

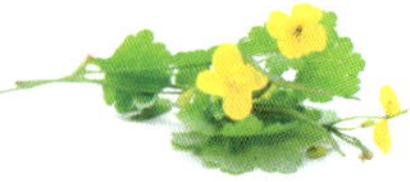

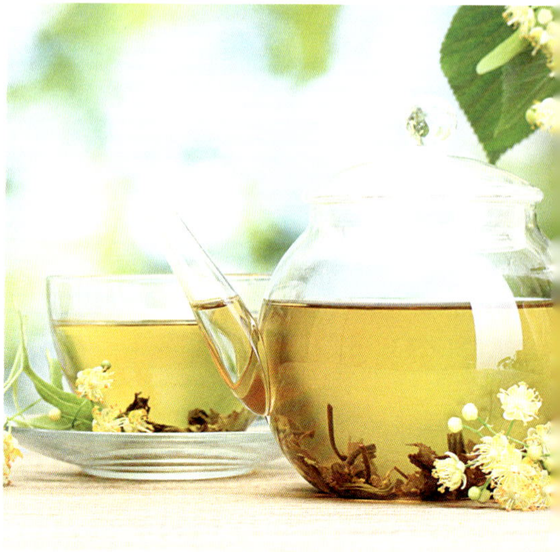

## Generelles zur Anwendung von Zauberpflanzen

Bei diesem Thema denken die meisten sicherlich als Erstes an Zubereitungen, wie wir sie vom Kräutertee gewohnt sind. Dabei handelt es sich um die herkömmlichste Art und Weise, um an die Inhaltsstoffe einer Pflanze heranzukommen. Wir alle kennen das, wenn wir uns einen Pfefferminztee aufbrühen: Die frischen oder getrockneten Pflanzenanteile werden mit kochendem Wasser übergossen, und die Stoffe lösen sich im heißen Sud. Doch nicht bei allen Pflanzen ist dies das Mittel der Wahl, zumal einige unserer Gesundheit eher abträglich sein können, wenn wir sie auf diese Weise genießen.

Eine andere Möglichkeit besteht darin, die Pflanzenstoffe in Alkohol zu lösen. Dazu werden die Pflanzenteile in hochwertigem und hochprozentigem Alkohol eingelegt, zum Beispiel in Whiskey oder Rum. Nach einer gewissen Zeit gehen die Inhaltsstoffe auf den Alkohol über und mit ihnen auch die Wirkstoffe. Aber auch hier gilt: Nur bei nicht gesundheitsgefährdenden Pflanzen darf so verfahren werden. Hinzu kommt natürlich die Belastung des Körpers durch den Alkohol. In vielen Kulturen war diese allerdings erwünscht. So wurden Zauberpflanzen Wein oder Bier zugesetzt, der zu bestimmten Riten und besonderen Anlässen konsumiert wurde. Die Rauschzustände, die sich dann einstellten, waren ungleich intensiver als die, die sich durch den Genuss des herkömmlichen Getränks einstellten.

Ein weiteres probates Mittel ist das Räuchern von Pflanzen. Diese Methode wurde zu allen Zeiten und überall auf der Welt von Menschen angewandt, um den Geist der Pflanze freizusetzen. Sie hat zudem den Vorteil, dass sie vergleichsweise ungefährlich ist, weil die Inhaltsstoffe nicht unmittelbar dem Körper zugeführt werden. Dennoch gilt auch hier: Gerade bei den hochgiftigen, psychoaktiven Zauberpflanzen kann das Einatmen des Rauches oder des Dampfes zu Vergiftungen führen. Im Anschluss finden Sie eine ausführliche Beschreibung des richtigen Räucherns.

Wer sich mit den sogenannten Hexenkräutern auseinandersetzen möchte, ohne sich der Gefahr einer Vergiftung auszusetzen, der muss auf alle Methoden verzichten, die zu einer körperlichen Aufnahme der Wirkstoffe führen. Hier bietet sich der rein meditative Zugang zur Pflanze an. Natürlich wäre es dabei am besten, wenn Sie eine Meditation, wie sie ebenfalls im Folgenden vorgeschlagen wird, in der Gegenwart der Pflanze durchführen. Besonders eindrucksvoll ist, das Zauberkraut an seinem natürlichen Standort aufzusuchen und sich geistig mit ihm an Ort und Stelle zu verbinden. Wenn Ihnen eine Pflanze besonders zusagt, dann können Sie sich auch überlegen, sich ein Exemplar für Ihre eigenen vier Wände oder den Garten anzuschaffen, um immer wieder von der Kraft der Pflanze profitieren zu können. Außerdem kann auf diese Weise eine regelrechte Beziehung zwischen Ihnen und dem Geist der Pflanze aufgebaut werden. Die meditative

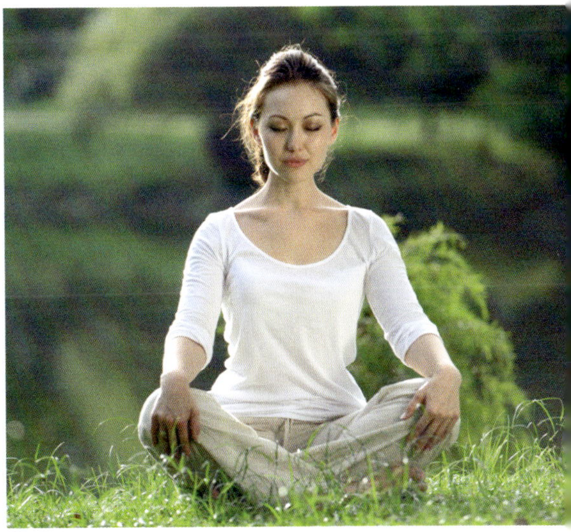

Verbindung mit einer Zauberpflanze ist etwas ganz Besonderes, denn diese teilt uns ihre Kräfte gewissermaßen auf einer rein geistigen Ebene mit.

## Richtig räuchern

Eine Räucherung gehört traditionell zu den Ritualen des Feuers, bei denen Kräuter, Hölzer und Harze verbrannt werden und es zu einer gewollten Rauchentwicklung kommt. Im Unterschied dazu steht das Verdampfen von Ölen, wie es aus der Aromatherapie bekannt ist. Auch hier kommt es zu einer intensiven Beduftung des Raumes, aber es fehlt der Aspekt der transformierenden Kraft des Feuers.

Kaum ein Element hat für uns Menschen eine so starke wandelnde Kraft wie das Feuer. Das Verbrennen von Substanzen, um die darin enthaltenen Wirkstoffe aus den zumeist pflanzlichen Stoffen zu lösen, ist ein heftiger und unumkehrbarer Prozess. Diese Kraft wirkt auch auf die Psyche des Menschen, sodass es nicht verwunderlich ist, dass in Kirchen das Räuchern – vor allen Dingen mit Weihrauch – zu einem festen Bestandteil der Zeremonien geworden ist. Feuer steht für die Läuterung der Seele.

Verräucherte Stoffe wirken ungleich markanter auf unseren Organismus als zum Beispiel die sich eher subtil im Raum verteilenden Düfte einer Duftlampe. Rauch hat eine Präsenz, der wir uns nicht entziehen können, und weckt die unterschiedlichsten Assoziationen. So weiß jeder instinktiv: Wo Rauch ist, ist auch Feuer. Unser Bewusstsein wird bei Rauchentwicklung ganz automatisch auf Gefahr ausgerichtet. Unsere Sinne schärfen sich, und unser Organismus steht unter Spannung. Auf diese Weise weckt Rauch in uns den Willen zu leben und damit die Kraft des Instinkts. Allerdings reagieren manche Menschen sehr empfindlich auf Räucherungen und müssen daher behutsam vorgehen. Sie fühlen sich schnell benebelt, manchen wird sogar schwindelig.

Viele Menschen, die als Kind oft in die Kirche gegangen sind, werden schlagartig wieder an diese Besuche erinnert, wenn sie ein Gotteshaus betreten – auch nach Jahrzehnten noch. Gerüche, die wir über Rauch aufgenommen haben, haften ungleich länger in unserem Gedächtnis und können jederzeit Gefühle in uns stimulieren, die sehr machtvoll sein können, sobald sie reaktiviert werden. Wenn man so will, ist der aufsteigende Rauch der materialisierte Ausdruck eines Gebets an die höheren Kräfte, die oft „oben im Himmel“ vermutet werden. Mit dem Rauch werden unsere Bitten und Wünsche an die Stelle transportiert, von der aus wir am ehesten ihre Erfüllung erwarten können. Rauch verbindet also uns Menschen mit dem Himmel, ja mehr noch: Da Rauch aus der Materie gelöst ist, gewissermaßen den Geist der Pflanzen verkörpert, losgelöst von ihrer leiblichen Existenz, steht Rauch für die Rückkehr der Seele in den Himmel, zu Gott oder den Göttern. Rauch hat demnach eine stark geistige Komponente. Natürlich gibt es auch die ganz praktische Bedeutung des Rauches. Er wirkt keimtötend und hilft den Menschen dabei, Lebensmittel haltbar zu machen, wie beim geräucherten Schinken. Doch in der rituellen Verwendung tritt dieser Aspekt deutlich in den Hintergrund. Kaum eine Kultur, in der nicht traditionell geräuchert wird. Zumeist wird der reinigende Aspekt des Rauches betont, und so ist das Räuchern, um böse Geister auszutreiben und Räume auf einen Neuanfang vorzubereiten, in vielen Gegenden der Welt gang und gäbe.

Im Rauch der verbrennenden Pflanze offenbart sich Ihnen der Geist der Pflanze, mit dem Sie sich auf diese Weise verbinden – im wahrsten Sinne des Wortes, denn Sie inhalieren ihn, sodass er ein Teil von Ihnen wird. Durch diese Verbindung bekommt der ansonsten ungerichtete Geist der Pflanze eine Ausrichtung, er verknüpft sich mit Ihrer besonderen Absicht, die Sie offenbaren, wenn Sie das Räucherwerk entzünden, und hilft Ihnen, diese umzusetzen. Zugleich kann der Rauch Ihre Absicht fein über den Raum verteilen, sowohl über den Duft als auch die Rauchpartikel. Wände, Böden, Stoffe, das Holz der Möbel – sie alle nehmen zusammen mit dem Rauch Ihre Absicht auf, getragen von der Kraft des Pflanzengeistes.

Doch wie wird nun konkret geräuchert? Nachdem Sie sich für einen Räucherstoff oder eine Kombination aus mehreren Stoffen entschieden haben, können Sie sich daran machen, eine Räucherung vorzunehmen. Dazu benötigen Sie ein Räuchergefäß. Grundsätzlich können Sie alle feuerfesten Gefäße verwenden; wenn Sie jedoch öfter räuchern wollen, lohnt sich die Anschaffung eines speziellen Behältnisses. Traditionell wird in einer eigens dafür vorgesehenen Räucherschale geräuchert.
Bei der Auswahl Ihres Räuchergefäßes sollten Sie Folgendes beachten:
Schalen aus Metall sind nur bedingt geeignet, weil sie die Hitze der Räucherkohle weiterleiten, also heiß werden.

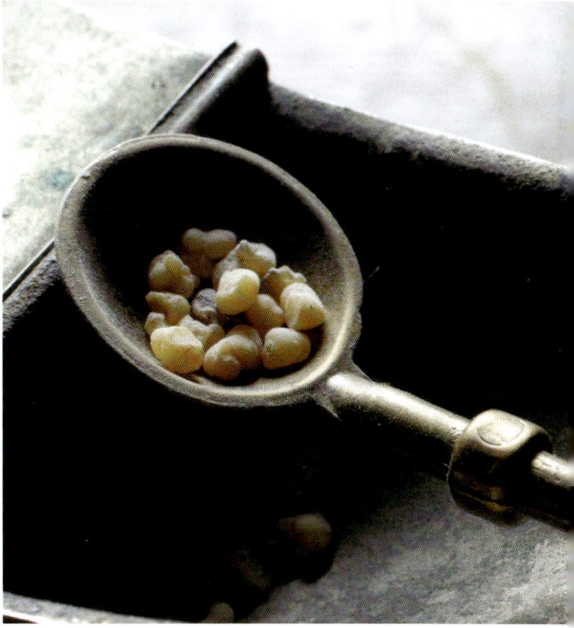

Da beim Ausräuchern der Räume die Schale aber getragen werden muss, ist davon abzuraten. Verwenden Sie stattdessen eine Schale aus Keramik oder Steinzeug.

Eine Räucherschale sollte einen oder mehrere Füße haben, damit sie nicht kippen kann. Zugleich verhindern die Füße, dass der Untergrund durch die Hitze in Mitleidenschaft gezogen wird. Die Pokalform ist besonders gut geeignet, um das Räucherwerk herumzutragen.

Verwenden Sie Räucherschalen aus einheimischer Produktion und keine billige Ware aus Fernost, denn dann können Sie sicher sein, dass beim Erhitzen keine Schadstoffe freigesetzt werden.

Eine Alternative sind Räucherstövchen, bei dem das Räucherwerk auf ein feinmaschiges Metallgitter gelegt wird, unter dem ein Teelicht brennt. Das funktioniert für Kräuter und Hölzer sehr gut, bei Harzen, die schnell flüssig werden können, sollten Sie ein Stück Alufolie auf das Gitter legen. Im Unterschied zur klassischen Räucherschale verbrennen auf einem Räucherstövchen die Substanzen langsamer, sodass die Aromen sanfter freigegeben werden.

Haben Sie sich für die klassische Variante entschieden, füllen Sie einfachen Quarzsand in das Gefäß, auf dem Sie die Räucherkohle platzieren. Der Sand gewährleistet, dass die Kohle von allen Seiten belüftet wird und so völlig durchglühen kann. Natürlich bildet er auch einen Schutz für das Gefäß vor der Hitze der Kohle.

Geeignete Räucherkohle erhalten Sie im Fachhandel, zumeist in Form runder Tabs, die auf der einen Seite eine Vertiefung haben, in die das Räucherwerk gelegt wird. Es gibt sie in unterschiedlichen Größen und folglich mit unterschiedlicher Brenndauer. Praktisch ist eine Kohle, die mit einem Salpetergemisch versetzt ist und sich von allein entzündet, sobald man ein Streichholz an sie hält. Der Vorteil: Sie glüht gleichmäßig durch und sie muss nicht befächert werden.

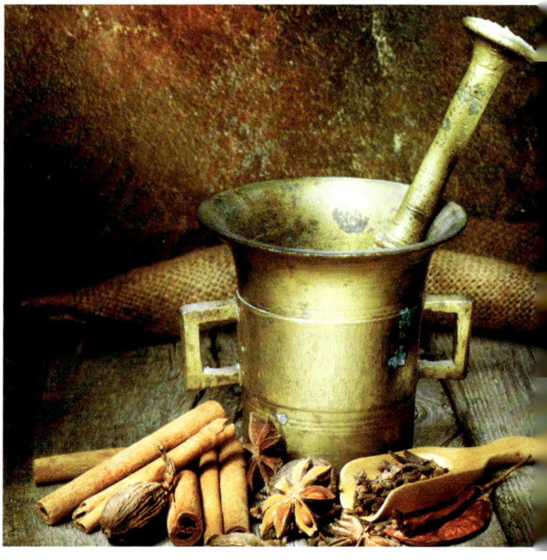

Nützlich ist eine Pinzette zur Hand zu haben, in die Sie die Kohle klemmen, um sie zu entzünden. Sie können sie dazu einfach über eine Kerze halten. Erst wenn die Kohle

völlig durchgeglimmt ist, also sich keine Funken mehr in ihr ausbreiten, legen Sie sie vorsichtig in die Mitte der Räucherschale auf den Sand. Nach wenigen Minuten wird die Kohle einen weißlichen Rand aufweisen. Das ist das Signal, dass sie heiß genug ist, um das Räucherwerk aufzunehmen.
Während die Kohle zum Glühen kommt, können Sie sich den Räucherstoffen widmen. Ideal ist, die Substanzen in einem Mörser ein wenig zu zermahlen, sodass sich vor allem bei Mischungen die einzelnen Stoffe gut miteinander verbinden. Auch können Sie so sparsamer mit dem Räucherwerk umgehen, denn beim Räuchern gilt: Weniger ist mehr. Oft genügt bereits eine Prise, um die gewünschte Wirkung zu erzielen – und nachlegen können Sie immer.

Das zermahlene Räucherwerk geben Sie mit einem kleinen Metalllöffel auf die Kohle. Anschließend gehen Sie mit dem Gefäß in der Hand von Raum zu Raum. Um den Rauch in alle Ecken eines Zimmers verteilen zu können, ist eine Feder als Fächer praktisch. Diese sollte ausreichend groß sein und nur für diesen Zweck verwendet werden. Im Handel gibt es sehr schöne, auch aufwendig verzierte Exemplare, die selbstverständlich ihren Preis haben. Persönlicher ist jedoch, wenn Sie eine Feder von einem Ihrer Spaziergänge mitbringen.

Die Räucherung ist in der Regel dann zu Ende, wenn die Kohle nicht mehr brennt. Bis dahin haben Sie die Gelegenheit, das verbrannte Räucherwerk immer wieder nachzufüllen. Zuvor sollten Sie aber die alten Substanzen mit dem Räucherlöffel entfernen und dann erst frische auflegen. Wenn Sie die Räucherung ganz beendet haben, vergessen Sie nicht zu lüften!

## Begegnung mit dem Geist der Pflanze

Bevor Sie sich im Geiste mit einer Zauberpflanze verbinden, sollten Sie sich die Mühe machen, sie genau kennenzulernen. Lesen Sie dazu das Porträt der ausgewählten Pflanze besonders sorgfältig. Machen Sie sich mit der Pflanze und ihrer Geschichte vertraut. Suchen Sie die Pflanze auf, beschäftigen Sie sich mit ihr, lesen Sie weitere Bücher über sie, informieren Sie sich im Internet.

Wenn Sie soweit sind, begeben Sie sich in die Gegenwart der Pflanze. Versenken Sie sich ganz in ihren Anblick. Dann begeben Sie sich in einen entspannten Zustand. Folgende Methode hilft Ihnen, den Alltag hinter sich zu lassen und sich ganz auf die Begegnung mit der Zauberpflanze vorzubereiten:

Legen Sie sich hin, am besten auf den Boden, vielleicht auf eine Matte oder Decke. Finden Sie eine bequeme Position, am besten, indem Sie alle Viere von sich strecken. Sie können sich ein kleines Kissen in den Nacken legen, sollten aber ansonsten so viel Bodenkontakt wie möglich haben. Vermeiden Sie jedoch die Position, in der Sie sich schlafen legen, denn Sie wollen ja nicht einschlafen, sondern bei Bewusstsein bleiben. Wenn sich der Bodenkontakt im Liegen nicht anbietet, sorgen Sie dafür, dass Sie im Sitzen mit beiden Füßen den Boden fest und sicher unter sich spüren. Legen Sie die Hände ganz locker auf die Oberschenkel ab und halten Sie den Rücken entspannt aufrecht.

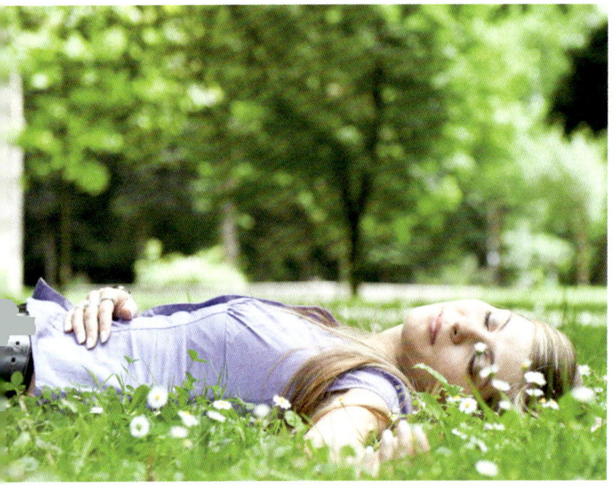

Wenn Sie soweit sind, fühlen Sie den Boden unter sich. Spüren Sie, wie Sie getragen werden, wie die Erde Sie trägt und stützt. Bleiben Sie so lange bei diesem Gefühl, wie es angenehm für Sie ist. Sie können zusätzlich die Extremitäten – Arme, Beine und Kopf – nacheinander kurz anheben und wieder ablegen, um das Gefühl der Erdung zu verstärken. Lassen Sie Ihren Körper ganz los, überlassen Sie ihn dem Erdboden. Dazu können Sie sich vorstellen, wie sich alle Anspannungen, die Sie im Körper verspüren, verflüssigen und nach unten abfließen, wo sie von der Erde wie von einem Schwamm aufgesogen werden. Versuchen Sie dabei wach zu bleiben. Sie werden allerdings bemerken, wie sich schon jetzt eine tiefe Form der Ruhe einstellt, sich Ihr Geist und Ihr Körper beruhigen. Um jetzt nicht in Schlaf zu fallen, beginnen Sie ganz bewusst zu atmen. Atmen Sie langsam und genüsslich ein und aus. Lassen Sie den Atem ganz natürlich fließen, erzwingen Sie nichts. Der Atem muss nicht besonders tief sein, nur ebenmäßig und entspannt fließen. Konzentrieren Sie Ihre Aufmerksamkeit auf das Hin und Her, das Ein und Aus. Folgen Sie mit dem Geist der Bewegung Ihres Atems und bleiben Sie dabei.

Wenn Ihr Verstand langsam aufgehört hat, Reflexionen über Themen des Alltags durch Ihren Kopf kreisen zu lassen, gehen Sie zum nächsten Schritt über, der eigentlichen Begegnung mit der Pflanze.

Wenn Sie wollen, können Sie nun wieder ganz bewusst den Blick auf die Pflanze richten. Sie können sich ihr Bild aber auch nur vor Ihrem geistigen Auge wachrufen. Nähern Sie sich zunächst einfach der Pflanze im Geiste. Spüren Sie, wie es der Zauberpflanze geht, wenn Sie auf sie zukommen. Fühlen Sie sich willkommen? Nehmen

Sie einen Widerstand wahr? Im Zweifel fragen Sie einfach die Pflanze, was sie von Ihnen braucht, damit Sie ihr begegnen können. Achten Sie dabei auf Ihre körperlichen Reaktionen. Es kann gut sein, dass Sie für den Augenblick abgewiesen werden, gerade bei besonders wirkmächtigen Zauberpflanzen. Dann lassen Sie eine Weile verstreichen und versuchen es zu einem späteren Zeitpunkt noch einmal. Vielleicht werden Sie aber das deutliche Signal empfangen, von der Pflanze eingeladen zu sein. Versuchen Sie in diesem Fall, sich ganz in die Pflanze zu vertiefen, so als ob Sie mit dem Blick in sie eindringen könnten, in die Blüten, die Blätter, den Stängel, die Früchte. Schweben Sie im Geiste um die Pflanze herum und nehmen Sie sie von allen Seiten wahr. Tauchen Sie in ihr Wurzelwerk hinab und steigen Sie durch den Stängel zu ihren Blüten hinauf.

Versuchen Sie sich vorzustellen, auf den Kraftströmen durch die Pflanze zu reisen. Achten Sie dabei auf die unterschiedlichen Empfindungen, die sich bei Ihnen einstellen. Entfernen Sie sich immer wieder von der Pflanze und nähern Sie sich ihr wieder an. Vielleicht haben Sie auch eine Frage mitgebracht, die Sie der Pflanze gern stellen möchten. Sie können dies tun, wenn Sie die Verbindung zum Geist der Pflanze ganz deutlich spüren. Achten Sie im Anschluss daran wieder auf die Reaktionen Ihres Körpers als Antwort. Vielleicht taucht auch ein Bild

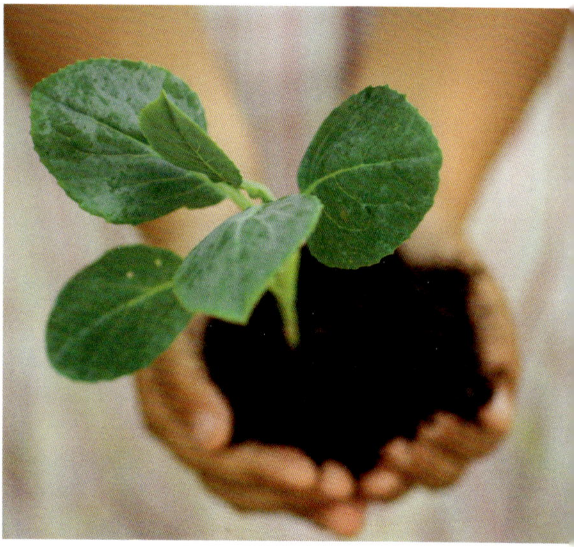

auf oder Sie „hören“ tatsächlich ein Wort oder einen ganzen Satz. Wenn Sie genug haben, entfernen Sie sich von der Pflanze, bedanken sich bei ihr und kehren langsam wieder in die Alltagswirklichkeit zurück.

Es lohnt sich, unmittelbar nach dieser Erfahrung Notizen zu machen, ein kleines Zauberpflanzentagebuch anzulegen. Sie werden feststellen, dass Sie mit jedem Mal besser in Verbindung mit der Pflanze kommen und die Antworten immer klarer ausfallen werden. Auch kann es gut sein, dass Sie manche Botschaften des Pflanzengeistes erst in der Gesamtschau vieler Begegnungen erkennen. Achten Sie außerdem auf Ihre Träume. Es kommt oft vor, dass sich der Geist der Pflanze in der Traumwelt noch einmal bei Ihnen meldet.

# Pflanzenzauber im Jahresverlauf

Nicht jede Zeit war der Überlieferung zufolge gleich gut für die magische Verwendung von Kräutern. Natürlich richtete sich dies in erster Linie nach den Jahreszeiten, die einen gewissen natürlichen Rhythmus vorgaben. Doch gerade in der christlichen Tradition wurden bestimmte Pflanzen mit Heiligen assoziiert und an den entsprechenden Gedenktagen besonders beachtet. Vor allem die Nächte vor bedeutsamen Feiertagen galten als magisch und Pflanzen, die in diesen Nächten geerntet wurden, als besonders zauberkräftig. Häufig wurden an diesen Tagen auch schon in heidnischen Zeiten wichtige Feste gefeiert. So fällt beispielsweise die Thomasnacht am 21. Dezember mit der Wintersonnenwende zusammen – einem für viele Kulturen wichtigen Datum im kosmischen Jahreslauf, weil hier die Nacht am längsten und der Tag am kürzesten ist. Die Entsprechung in der Sommerzeit ist die auch noch heute noch in vielen Gegenden mit Feuerritualen gefeierte Johannisnacht kurz nach der Sommersonnenwende. Natürlich galten auch die Christnacht, die Neujahrsnacht, der Karfreitag und die Ostertage ebenso wie Christi Himmelfahrt oder Mariä Himmelfahrt als hervorragende Zeitpunkte, um Kräuter zu sammeln oder zum Einsatz zu bringen.

Wenn im Winter die ersten Frühlingsblüher auf den Wiesen und Feldern auftauchten, wusste man, dass die Zeit der Kälte und der damit einhergehenden Einschränkungen vorbei war. Die Natur erwacht aus ihrem Schlaf, und alles beginnt vor Kraft zu strotzen. Pflanzen dieser Jahreszeit tragen deshalb die gesamte Macht des Frühlings in sich und besitzen besondere Kräfte. Dazu gehören neben Schlüsselblumen die Buschwindröschen, die Veilchen und die Gänseblümchen. Von Letzteren hieß es, man solle die ersten drei Blüten, die man findet, verschlucken. So sei man das ganze übrige Jahr vor

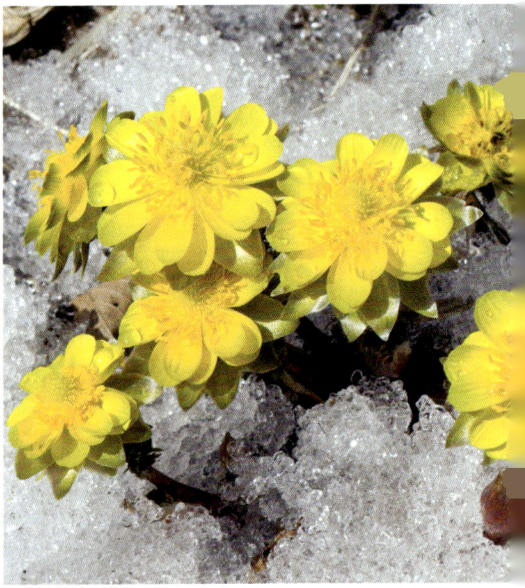

Krankheiten geschützt. Eine Ausnahme bildeten blau blühende Pflanzen, denn diese waren dem Gott Donar oder Thor heilig, dem Wettergott der Germanen. Wer diese im Frühling pflückte, konnte ein Gewitter auslösen. So wird es zum Beispiel vom Ehrenpreis berichtet, der noch heute von Kindern „Gewitterblümchen" genannt wird. Wer am Veilchen roch oder es berührte, lief Gefahr, Sommersprossen zu bekommen.
Die wichtigsten dieser Zauberpflanzenbräuche im Jahresverlauf finden Sie in der nachfolgenden Übersicht:

### Dreikönige (6. Januar) – das Fest der Wunder

Seit ältesten Zeiten feiert die Kirche am 6. Januar Epiphanias, die Erscheinung des Herrn. Darunter versteht man eine Reihe von Ereignissen im Leben Jesu, die ihn als Sohn Gottes ausweisen, als menschgewordenen Gott. Dazu gehören die drei Wunder – die Huldigung durch die drei Weisen aus dem Morgenland, seine Taufe im Jordan und die Hochzeit zu Kana, auf der Jesus Wasser in Wein verwandelte. In unseren Breiten hat sich dieser Tag als Fest der Heiligen Drei Könige bewahrt. Die Zauberpflanzen für diese Zeit sind deshalb vor allen Dingen Weihrauch und Myrrhe.

### Ostern

Das wichtigste und älteste Fest der Christenheit findet stets am ersten Sonntag statt, der dem Vollmond nach der Frühlings-Tagundnachtgleiche folgt. Als Farben des Osterfestes gelten das Gelb der Narzissen, die Pastelltöne der Tulpen und das zarte Grün der Birken. Darum werden sie gern in die beliebten Ostersträuße gebunden. Andere Frühjahrsblüher waren in dieser Zeit tabu, zum Beispiel die Küchenschelle, der Märzenbecher, der Lerchensporn und der Frühlingsenzian. Zu Ostern wurden auch die „Lebensruten" geschnitten, insbesondere aus dem Holz der Eberesche, des Wacholder, des Haselstrauchs, der Birke oder der Weide. Mensch und Vieh sowie Wiesen und Felder, die damit geschlagen wurden, sollten das ganze Jahr fruchtbar sein.

### Walpurgisnacht (30. April)

Nicht weniger spektakulär sind die traditionellen Aktivitäten in der Nacht auf den ersten Mai, der Walpurgisnacht – große Maifeuer werden entfacht, Maibäume aufgestellt und Maiköniginnen gekürt. Unschwer ist der heidnische Hintergrund dieser Festlichkeiten zu erkennen, bei dem es um alte Fruchtbarkeitsriten geht, wie zum Beispiel im keltischen Beltaine-Fest. Kräuter, die in dieser Nacht der Magie gesammelt wurden, galten als besonders wirkungsvoll gegen bösen Zauber.

### Johannis (24. Juni)

Johannes der Täufer soll ein halbes Jahr älter gewesen sein als Jesus Christus. Und so kam es, dass man ihm den 24. Juni, sein Geburtstag, weihte. Allerdings spielt die Figur des Johannes in den um diesen Zeitpunkt stattfindenden Traditionen kaum eine Rolle. Vielmehr wird mit diesem Datum die Sommersonnenwende gewürdigt, denn auch in dieser Nacht sind die Pforten zur Welt der Geister offen. Und so hängte man Kränze aus sieben, manchmal auch neun Kräutern über Türen und Fenster, um Dämonen fernzuhalten. Zu den darin versammelten Pflanzen gehörten Margeriten, natürlich Johanniskraut und Klee.

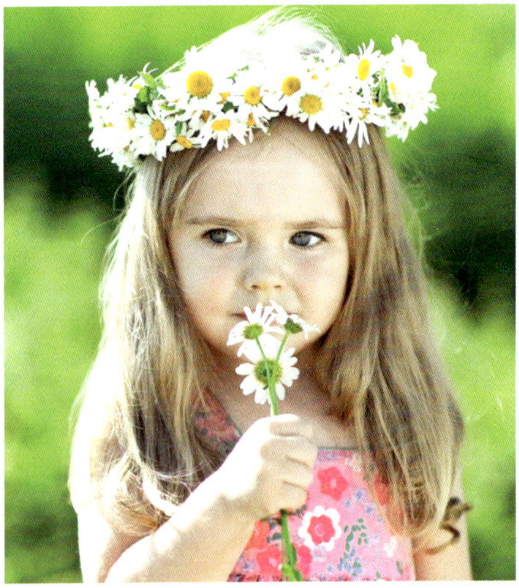

### Mariä Himmelfahrt (15. August)

Das Fest der in den Himmel auffahrenden Muttergottes liegt am Ende des Sommers und läutet die Erntezeit ein. Traditionell finden hier Kräuterweihen statt, bei denen die mitgebrachten Kräutersträuße im Gottesdienst gesegnet werden. Wie viele Blumen und Kräuter in den Strauß gehören, ist von Gegend zu Gegend unterschiedlich. Mal sind es sieben, mal neun, manchmal sogar 77 oder 99. Unter ihnen befinden sich sehr häufig Beifuß, Dost, Eisenkraut, Johanniskraut und Schafgarbe. Dazu gesellen sich Hafer, Roggen, Weizen, Gerste und Gewürzkräuter wie Kümmel und Raute.

### Michaelstag (29. September)

Dem Erzengel Michael ist dieser wichtige Tag des Jahres geweiht. Er gilt als das Haupt aller Engel und der mächtigste Gegner des Teufels. Zu seinen Ehren wurde an diesem Tag oft ein großes Gelage abgehalten, zu dessen Höhepunkt die Michaelsgans verspeist wurde. Heute feiern wir am Michaelstag selbst oder am Sonntag darauf das Ernetdankfest. Die Zauberpflanze dieses Tages ist die Eiche. Bricht man am Michaelstag eine Eichel auf und findet darin eine Spinne, so folgt ein schlimmes Jahr, findet man Fliegen, ein mittelmäßiges, und findet man Maden ein gutes. Findet man nichts, steht eine Katastrophe bevor.

## Andreastag (30. November)

Der heilige Andreas, der erste aller Apostel, gilt als Schutzherr der Liebenden und der Eheleute. Mit seinem Tag beginnt eine geheimnisvolle Zeit, die für Zauber und Weissagung besonders günstig ist. Die Pflanze dieses Tages ist der Apfel. Und so wird folgendes Orakel überliefert: Man nimmt drei Äpfel und schreibt auf jeden den Namen eines Liebesanwärters oder ritzt ihn ein. Dann legt man sie in der Nacht auf den Andreastag unter das Kopfkissen und schläft darauf. In der Nacht oder am Morgen (aber noch im Dunkeln) greift man dann ganz unwillkürlich nach einem dieser Äpfel und beißt hinein – dieser Apfel trägt den Namen des Richtigen. Natürlich lässt sich dieses Orakel auch auf andere Fragestellungen ausweiten.

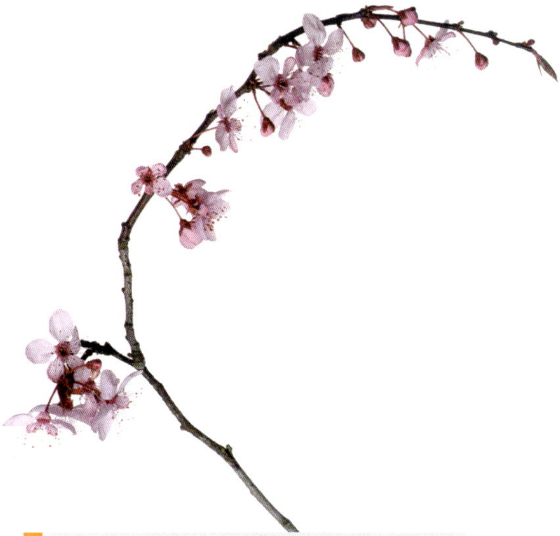

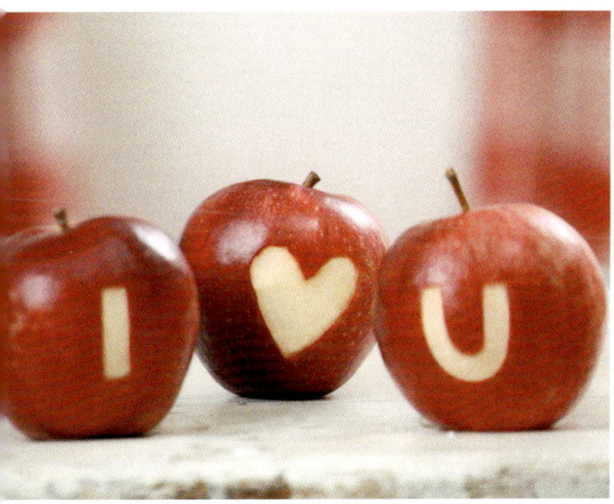


## Barbaratag (4. Dezember)

Eine besondere Form des Orakels wird mit dem Schneiden der sogenannten Barbarazweige verbunden. Es werden Zweige von Kirsch-, Pflaumen- oder Apfelbäumen an diesem Tag geschnitten und in Wasser gestellt. Manchmal wird für jedes Mitglied eines Haushalts ein Zweig aufgestellt. Der Zweig desjenigen, der zuerst aufblüht, hat das meiste Glück im kommenden Jahr zu erwarten. Unglück soll es hingegen bringen, wenn der Zweig nicht bis zum Weihnachtstag Blüten trägt. Andere nutzen die Zweige als Orakel, indem sie für eine Frage und deren mögliche Antworten je einen Zweig aufstellen. Der Zweig, der dann zuerst aufgeht, enthält die Wahrheit.

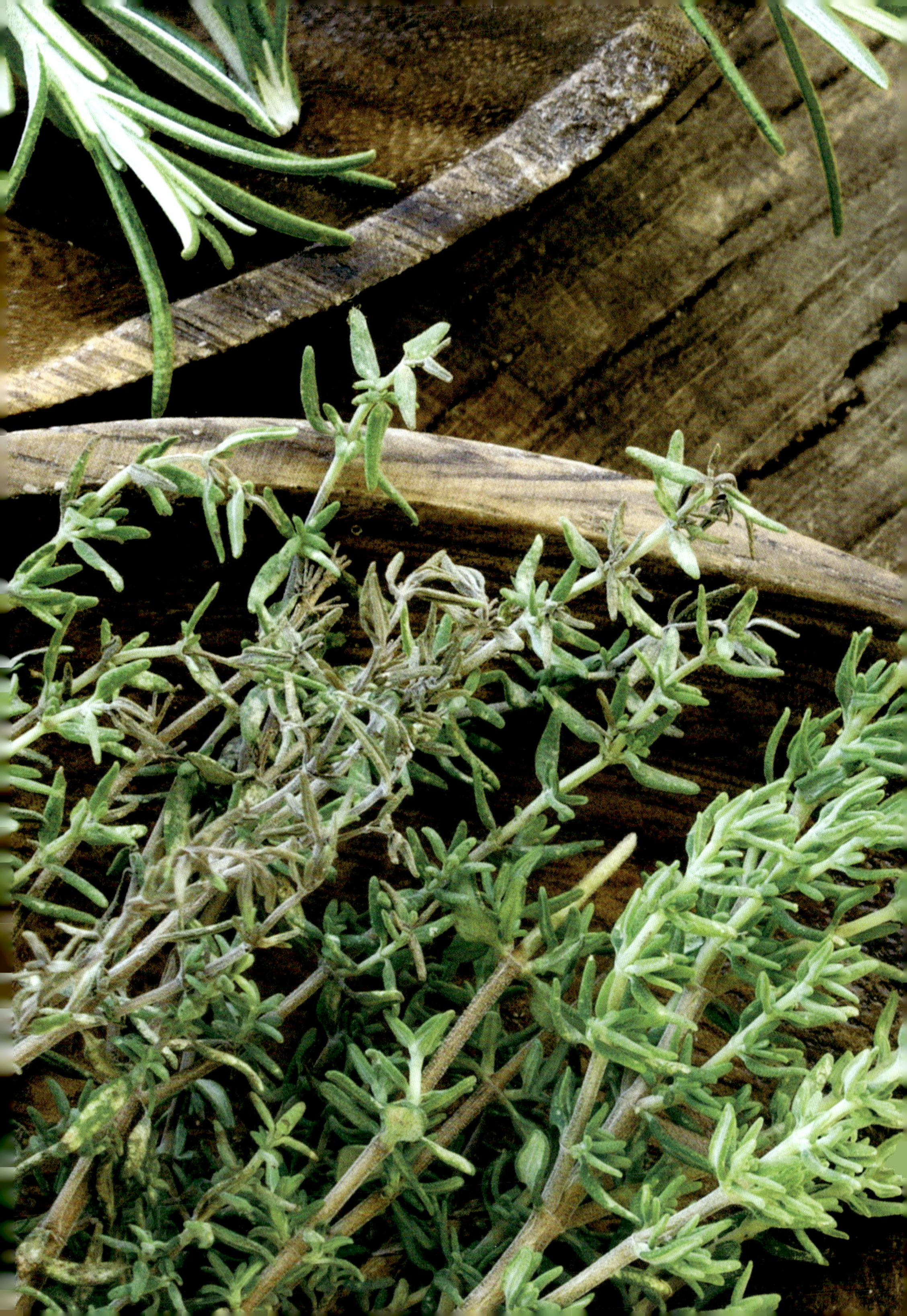

# Aus der Apotheke der Natur – Pflanzen der Macht

Während man sich unter Zauberpflanzen im ersten Moment Substanzen vorstellen mag, die ihren festen Platz in Hexenkesseln haben, finden Sie im Folgenden zwölf Kräuter und Pflanzen, die neben Kamille, Pfefferminze und Co. in jede naturheilkundliche Hausapotheke passen könnten. Dennoch sind es nicht einfach Heilpflanzen im traditionellen Sinne, sondern es umgibt sie die Aura des Magischen. Es sind Pflanzen, mit denen der Mensch eine spirituelle Verbindung eingegangen ist, auch wenn sie wie die Wegwarte oder die Brennnessel eher unscheinbar am Wegesrand zu finden sind. Sie alle kennzeichnet eine besondere Macht. Man könnte sagen, sie bringen das Leben des Menschen wieder ins Gleichgewicht, wenn es aus den Fugen geraten ist.

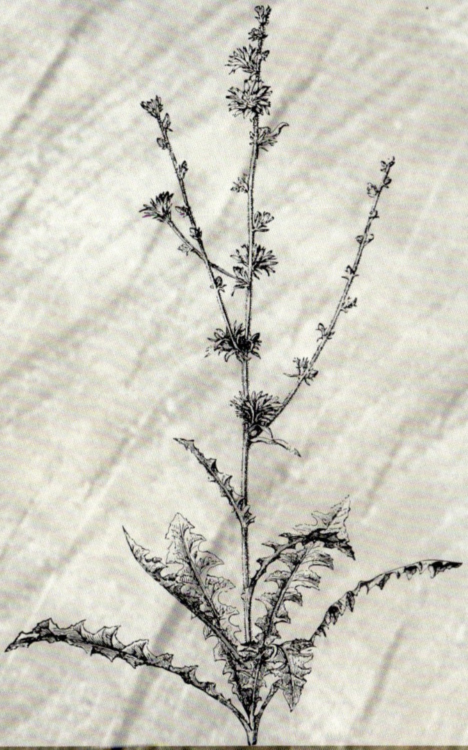

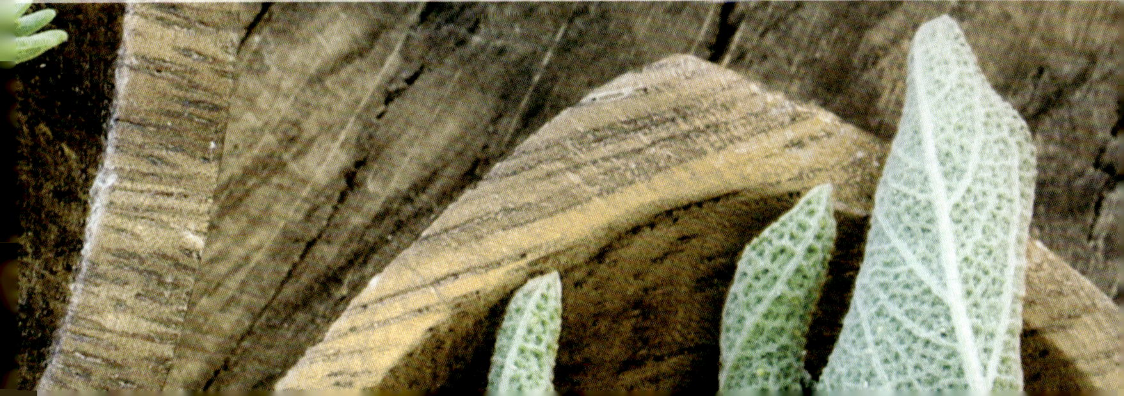

# Gemeiner Wacholder

Wissenschaftlicher Name
*Juniperus communis*

Familie
Zypressengewächse *(Cupressaceae)*

Andere Namen
Wilder Wacholder, Heide-Wacholder, Machandelbaum, Kranewittbaum, Reckholder, Feuerbaum

Vorkommen
Mitteleuropa

Standort
Niederungen, aber auch in Höhen bis 1600 Meter

Inhaltsstoffe Blüten
Gerbstoffe, Flavone, ätherisches Öl

## Botanische Beschreibung

Die „Zypresse des Nordens", wie der Wacholder auch genannt wird, hat eine Wuchshöhe von etwa acht Metern und einen Stammdurchmesser von weniger als einem Meter. Damit ist der Wacholder ein eher kleiner strauchartiger Baum, der jedoch sehr alt werden kann (bis 800 Jahre). Seine Borke ist grau- bis rotbraun, in der Jugend glatt, mit zunehmendem Alter längsrissig und faserig. Vom Grund an verzweigt wächst der Wacholder schmal in die Höhe und mündet in eine kegelförmige bis ovale Krone. Seine spitzen Nadeln sind steif, ein bis zwei Zentimeter lang und oberseits von einem weißen Band durchzogen.

Der Wacholder ist zweihäusig. Zur Blütezeit von April bis Juni erkennt man männliche Blütenstände an den eiförmig gelblichen, etwa einen halben Zentimeter langen Blüten. Die weiblichen Blütenstände fallen nicht auf, denn sie sind grünlich. Im Herbst werden die beerenförmigen Zapfen angelegt. Im ersten Jahr nach der Bestäubung sind die „Beerenzapfen" noch grün und hart. Erst im Sommer der zweiten Jahres werden sie schwarzblau und fleischig. Fruchtreife ist August bis Oktober. Die in den Früchten enthaltenen Samen werden durch Vögel verbreitet. Der Wacholder steht unter Naturschutz, seine Früchte aber dürfen gesammelt werden. Die Pflanze ist als „leicht giftig" eingestuft. Am giftigsten sind ihre Zweigspitzen.

## Mythologische Bedeutung

Der Rauch der getrockneten Wacholderzweige und -beeren hatte nicht nur eine abwehrende Funktion in Bezug auf Krankheitserreger, sondern konnte, wie Hieronymus Bock 1551 in seinem Kräuterbuch ausführt, auch Schlangen und allerlei Ungeziffer vertreiben. Wie in anderen wehrhaften Pflanzen, sah man auch in dem mit stechenden Nadeln gerüsteten Wacholder einen Schutzbaum. Sein Rauch vermochte Zauber zu bannen und böse Geister, Hexen, Kobolde, Druden, ja sogar den Teufel fernzuhalten. Für die Menschen unaufgeklärter Epochen war der Wacholder ein zauberkräftiger Baum. Wer ihn passierte, zog den Hut oder beugte das Knie.

Im früheren Volksglauben hieß es zudem, der Wachholder markiere den Eingang zur Unterwelt, vor allem, wenn es sich um einen Wacholder mit männlichem Blütenstand handelte, der neben einer Höhle wurzelte. Berührte man ihn zur Blütezeit, so wirbelte Goldstaub empor. Dieser „Gnadenregen" oder „Heidesegen" konnte nichts anderes bedeuten, als dass es sich bei der nebenliegenden Höhle um den Eingang zum unterirdischen Schloss des Zwergenkönigs handelte. Und unabhängig vom Geschlecht seines Blütenstandes konnte ein Wacholder stets der Hüter eines Schatzes sein, der unter ihm vergraben lag. Der Wacholder war ein Symbol für Tod, aber auch für Wiedergeburt, denn Seelen verblieben in dem Baum und konnten unter bestimmten Umständen wieder ins Leben zurückgeholt werden. Das Grimmsche Märchen vom Machandelbaum erzählt eindrucksvoll davon.

Diese lebensspendende Fähigkeit des Wacholder drückt sich bereits in seiner botanischen Bezeichnung aus. Juniperus kommt von „juvis" („jung") und „parere" („gebären"). Fruchtbarkeit und Vergehen, Jugend und Alter scheinen beim Wacholder eins zu sein, da er bereits junge Beeren ausbildet, während die alten noch hängen. Ein wenig verjüngend, in jedem Fall kräftigend wirkte sich angeblich der Aufenthalt unter dem Wacholder aus. Rastete ein erschöpfter Wanderer dort, so bekam er neue Kraft und konnte beschwingt

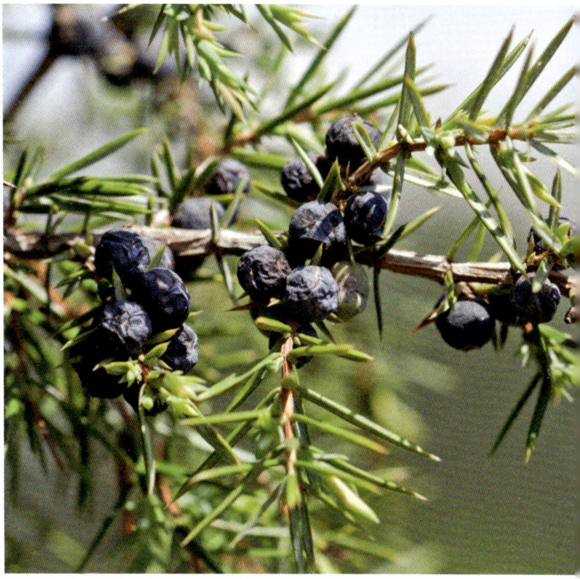

seines Weges ziehen. Einen Wacholderzweig am Hut schützte ihn überdies vor dem sogenannten „Wolf", einem unangenehmen Ekzem durch Wundlaufen.

## Bedeutung in der Heilkunde

Heilkundlich kommen die Beeren und das Holz des Wacholders zur Anwendung. Ihre nutzbaren Wirkstoffe sind vor allem ätherische Öle (Pinen, Terpinen) und Gerbstoffe. Sie wirken, innerlich angewendet (Tee) harntreibend, antiseptisch und verdauungsfördernd. Die $\alpha$-Pinen des Wacholderöls besitzen hautreizende Eigenschaften. Als Salben oder Einreibungen äußerlich aufgetragen, führen sie zu einer verbesserten Durchblutung. Auch als

Badewasserzusatz steigert Wacholderöl die Blutzirkulation.

Ein Blick in die Volksmedizin vergangener Tage macht einen staunen. Ganz dem überlieferten Motto gemäß: „Esst's Kranawitt und Bibernell / Dann sterbt ihr nicht so schnell", scheint es wahrlich kaum etwas zu geben, das man nicht mit den Kräften des Wacholders heilen konnte. Von Blindheit, Asthma und Schwermut bis Hühneraugen und Seitenstechen, überall kam Wacholder zum Einsatz, als Öl, Extrakt, Absud, Rauch und sogar als Asche. Eine „Universalrezeptur" aus dem 17. Jahrhundert vereint gleich mehrere Verabreichungen: „Nimm 1 Löffel Wacholderbeergeist, 4 Gran Wacholdersaft, 3 Tropfen Wacholderöl, mische alles in einem Glas Wein und trinke morgens und abends davon."

Auf den Verzehr der Beere beschränkt sich die Wacholderkur von Sebastian Kneipp: Begonnen wird mit 2 Beeren, wobei die Dosis täglich um eine Beere gesteigert wird. Bei 12 Beeren angekommen, wird die Dosis täglich um eine Beere verringert, bis man wieder bei 2 Beeren pro Tag angekommen ist. Die Wacholderbeerkur nach Kneipp ist blut- und magenreinigend, zudem schweißtreibend und nervenstärkend. Da Wacholder auf die Nieren reizend wirkt, sollte die Kur nicht bei Nierenschäden und während der Schwangerschaft durchgeführt werden.

Die antiseptische Wirkung des Wacholders machte ihn im Mittelalter zu einer Arznei gegen Seuchen. Nach Matthiolus war er „ein sonderlich Preservativum zu Zeit der Pestilenz in Germania". Wacholderholz wurde zu riesigen Holzstößen geschichtet und in den Pestgebieten angezündet. Auch Kranken- und Sterbezimmer wurden mit Wacholderzweigen ausgeräuchert. Seine volkstümlichen Namen „Rack-" oder „Reckholder" beziehungsweise „Räuckholder" sowie der Name Feuerbaum zeugen von den kultischen Räucherungen mit Wacholder.

## ANWENDUNG

Wacholderrauch reinigt die Luft, weshalb sich gerade in Erkältungszeiten eine Hausräucherung mit Wachholderbeeren anbietet. Zerdrücken Sie dazu etwa einen Esslöffel Wacholderbeeren und geben Sie sie nach und nach auf die glühende Räucherkohle. Tragen Sie das Räuchergefäß nun von Zimmer zu Zimmer und achten Sie darauf, auch die Zimmerecken auszuräuchern. Lassen Sie den Rauch eine Zeit lang im Zimmer verweilen, bevor Sie gründlich lüften. Die Räucherung kann bis zu zweimal wöchentlich erfolgen.

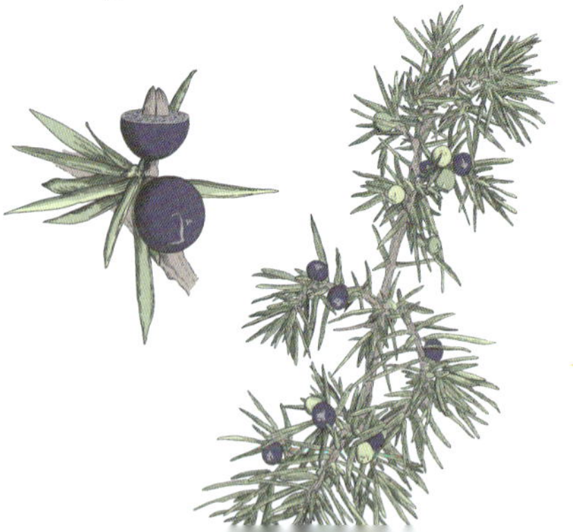

# Wein

**Wissenschaftlicher Name**
*Vitis vinifera*

**Familie**
Weinrebengewächse *(Vitaceae)*

**Andere Namen**
Rebe, Rebstock, Traube, Traubenstock, Weinstock, Weintraube

**Vorkommen**
Regionen mit gemäßigtem Klima

**Standort**
Auenwälder, Ebenen, Hügelland

## Botanische Beschreibung

Die echte oder wilde Weinrebe wächst in ihrer ursprünglichen Form nur zerstreut als kletternder Strauch und erreicht Höhen bis zu 20 Metern bei einem Stammumfang von bis zu 1,5 Metern. Die kultivierte Form der Weinrebe, der Wein- oder Rebstock, nimmt sich weit zierlicher aus. Die Kultivierung des Weines brachte so viele Varietäten hervor (über 350 Sorten), dass ihre Klassifikation und Beschreibung eine wahre Wissenschaft für sich ist. Sortenübergreifende Merkmale der Weinstöcke sind das Austreiben (April/Mai) in zahlreichen sich spiralförmig um Kletterhilfen schlingende Ranken. Die Blätter sind rund bis herzförmig, dabei drei- bis fünflappig und meist grob gezähnt. Die Unterseite der Blätter ist in der Regel weißwollig behaart.

Die gelbgrünen Blüten entwickeln sich im Juni und stehen in dichten Rispen. Ihre Blüte ist nicht von langer Dauer, denn schon im Juli sind die Fruchtstände (Trauben) deutlich erkennbar. Mit dem Monat August beginnt die Saftbildung in den Beeren, frühe rote Sorten beginnen sich bereits jetzt zu verfärben. Je nach Sorte reifen die Trauben ab September bis weit in den November hinein und werden zu dunkelblauen, violetten, grünen oder gelblichen Trauben.

## Mythologische Bedeutung

Die Weinrebe wurde bereits vor über 5000 Jahren kultiviert und verbreitete sich über ganz Mesopotamien. In den alten orientalischen Kulturen, aber auch später in der nordischen und griechischen Mythologie galt gekelterter Wein als heiliges Getränk und wurde zum aussagekräftigen Attribut

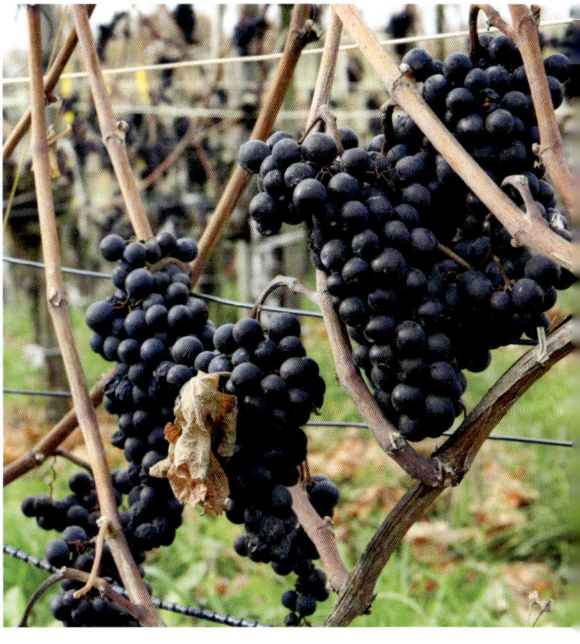

ekstatischer Gottheiten wie Odin (Wotan) oder Dionysos (Bacchus). Während Odin eher für den stärkenden, auch magisch kraftvollen Gehalt des Weines steht, repräsentiert Dionysos, der Gott des Weines, den Rausch im

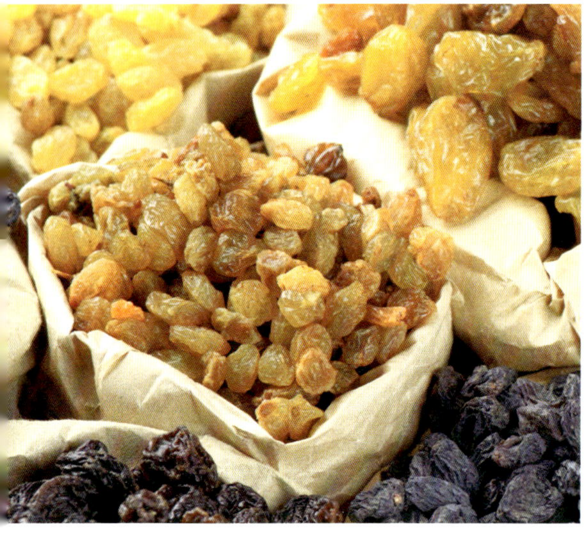

Sinne erotischer Ekstase. Orgiastische Feste wurden zu Ehren des lustwandelnden Gottes zelebriert und Wein als Aphrodisiakum genossen. Um die Wirkung des Alkohols zu verstärken, wurde dieser zusätzlich mit anderen berauschenden Ingredienzien versetzt wie dem Fliegenpilz.

Den Feiernden galt der Wein als Blut ihres Gottes. Sein Genuss ließ sie teilhaft werden an seiner göttlichen Größe. Der Gedanke der symbolischen Nutzung des Weines als Stellvertreter von Blut findet sich auch im Christentum wieder und hat sich in der katholischen Kirche bis heute in der Feier des Abendmals (Eucharistie) erhalten. Wein war außerdem Teil von Fruchtbarkeitsriten europäischer Völker. So wurden Äcker mit Wein besprengt in der Hoffnung auf eine reiche Ernte. Unverheirateten, aber bereits in die Jahre gekommenen Frauen wurde mancherorts Wein als Fruchtbarkeitsregen auf den Schoß gegossen.

Bei der Wahl des Bräutigams spielte ein anderer Aberglaube möglicherweise eine Rolle: Dem potenziellen Gatten wurden drei Gläser vorgesetzt. Das eine war mit Wasser, das andere mit Bier und das dritte war mit Wein gefüllt. Fiel seine Wahl auf den Wein, war er wohlhabend, griff er zum Bier war er mittelmäßig betucht, die Wahl des Wassers aber ließ ihn (zu) arm erscheinen.

## Bedeutung in der Heilkunde

Weinreben werden in der Volksmedizin zu therapeutischen und diätetischen Zwecken verwendet. Dabei kommen den frischen, den getrockneten und den vergorenen Trauben, aber auch den Traubenkernen und den Weinblättern unterschiedliche Bedeutungen zu. In den frischen Trauben sind viele, auch das Immunsystem stärkende Vitamine sowie Folsäure, wichtige Mineralstoffe und das knochenstärkende Spurenelement Mangan enthalten. Ihre Polyphenole schützen zudem das Herz- und Kreislaufsystem. Beliebt sind die

Trauben bei Kuren, die der Entgiftung des Darmes und der Gewichtsreduktion dienen. Die Ballaststoffe der Schalen regen die Verdauung an und binden Fette und Gifte.

Vernachlässigt wird oft die energiespendende Wirkung der leicht verdaulichen, getrockneten Trauben (Rosinen und Korinthen). Ihre Fruchtzucker werden rasch vom Blut aufgenommen und sind deshalb ein schnell wirksames Mittel bei Schwächezuständen. Zuträglich ist auch das aus den Kernen der Trauben gewonnene Öl (Traubenkernöl), da es neueren Erkenntnissen zufolge einen hohen Gehalt an ungesättigten Fettsäuren hat.

Die Blätter der Weinrebe hingegen wurden schon in der Antike als Kompresse gegen Entzündungen aufgelegt. Relativ jung hingegen ist die Verwendung des herbstlichen, roten Weinlaubs. Seine Flavonoide wirken entzündungshemmend, dichten die Gefäßwände ab, verhindern das Eindringen von Wasser ins Gewebe und unterstützen so die Venenfunktion. Neuere Erkenntnisse stützen auch die Heilwirksamkeit der vergorenen Trauben. Vor allem Rotwein soll demnach bei mäßigem Konsum das Risiko von Infarkt und Arteriosklerose senken. Der tägliche Konsum von einem halben Liter Rotwein bei Männern und einem viertel Liter bei Frauen wird in diesem Sinne befürwortet. Andere Stimmen freilich warnen vor einem zu leichtfertigen Umgang mit Alkohol. Fest steht, dass Wein seit eh und je nicht nur ein Heil-, sondern auch ein Rauschmittel war. Wein wurde in der Antike allerdings stets mit Wasser (im Verhältnis 1:3) verdünnt gereicht. Auch wurde Wein vielfach als Zusatz genutzt, um die Inhaltsstoffe anderer Heilpflanzen zu lösen, damit sie schneller resorbiert werden können. Dem Volksglauben nach soll Wein Blut erzeugen, also blutbildend wirken. Dies erinnert natürlich an die symbolische Verwendung des Weines als Blut Christi (Messwein). Das Benetzen kranker Ohren und Augen mit Messwein galt im Volksglauben als heilfördernd.

## ANWENDUNG

Eine alkoholfreie Freude sind Schokorosinen. Dazu die Rosinen unter die flüssige Schokolade rühren und sofort zum Abkühlen in kleinen Portionen auf ein vorbereitetes Backpapier gießen. (100 Gramm geschmolzene Schokolade, je nach Vorliebe Vollmilch-, Zartbitter- oder auch weiße Schokolade, reichen aus für eine Handvoll Rosinen.) Wenn die Schokolade fest geworden ist, können die überzogenen Rosinen in einer Schale oder auf einem schönen Teller gereicht werden.

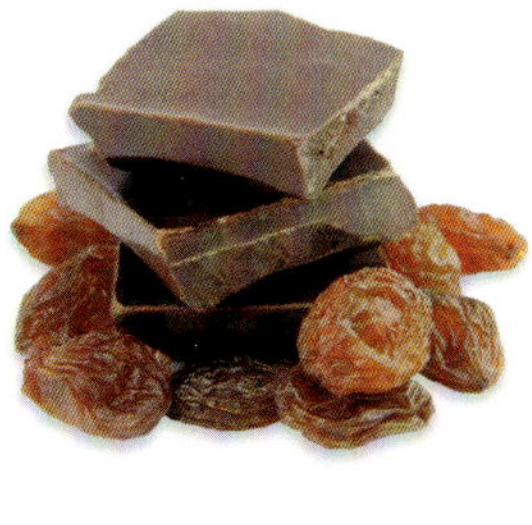

# Echte Myrrhe

**Wissenschaftlicher Name**
*Commiphora myrrha*

**Familie**
Balsambaumgewächse *(Burseraceae)*

**Andere Namen**
Myrrhenbaum, Somali-Myrrhe, Gummi Myrrha

**Vorkommen**
Äthiopien, Abessinien, Somalia, Yemen, Sudan, Indien

**Standort**
karge, trockene Standorte auf felsigen Hügeln in mittleren Höhenlagen

## Botanische Beschreibung

Die Myrrhe wird bis heute am Wildstandort gesammelt. Sie ist das Harz, das bei Verletzung der Rinde heraustritt und erstarrt. Nach Herkunft und Art unterschieden (Myrrhe der Gattung *Commiphora* hat über 200 Varietäten), gelangt sie in den Handel. In der Tat unterscheiden sich die verschiedenen Arten in Aussehen und Geruch deutlich voneinander. Die zur Gewinnung der Myrrhe geeigneten Commiphora-Arten sind sparrig wachsende Sträucher oder kleine Bäume (bis zu drei Meter hoch) mit großen Sprossdornen. Ihre dreizähligen, unbehaarten, gezähnten Blätter sind wechselständig, die kleinen rosafarbenen und gelben Blüten sind in endständigen Rispen angeordnet und bilden sich von April bis Mai. Aus ihnen entwickeln sich geschnäbelte, etwa zwölf Millimeter lange, gelbe Früchte, die sich mit der Zeit rot färben.

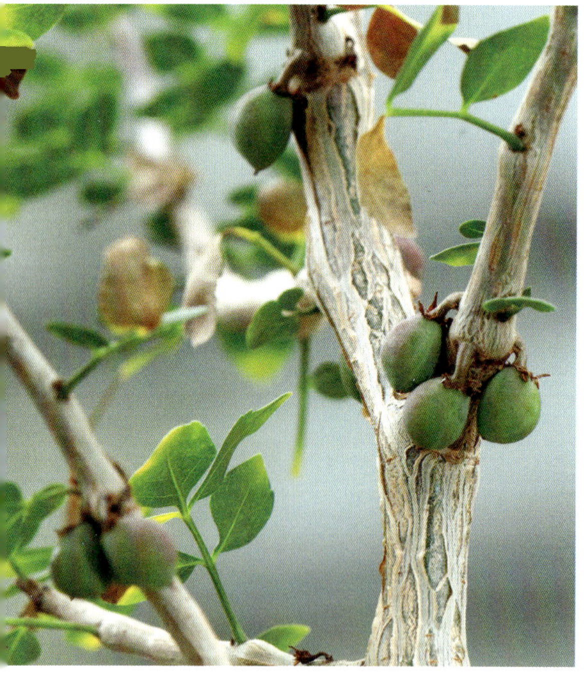

Die Harzgewinnung erfolgt im Anschluss an die Blüte zwischen Juni und August. Ein Baum liefert im Jahr bis zu vier Kilogramm Myrrhenharz: unregelmäßig gerundete, dunkelbraun oder hell- bis dunkelorangebraune Klümpchen unterschiedlicher Größe mit farblosen, hellgelben oder gelben Anteilen. Ihre Oberfläche ist meist gräulich bis gelblich bestäubt. Der Geruch der Myrrhe ist herb-aromatisch, ihr Geschmack bitter. Der Name Myrrhe kommt aus dem arabischen „murr" und bedeutet „sehr bitter". Wer den Geschmack überprüft, wird feststellen, dass das Harz an den Zähnen haftet.

## Mythologische Bedeutung

Einem griechischen Mythos nach ist Myrrha die Mutter des Adonis (Vegetationsgott und Gott der Schönheit). Myrrha selbst war eine Königstochter und von Aphrodite in blinde Liebe zu ihrem Vater versetzt. Unerkannt schlich Myrrha in das Schlafgemach ihres Vaters. Als der König den Betrug entdeckte, wollte er seine Tochter töten. Zu ihrem Schutz verwandelten die Götter Myrrha in einen Baum, der jedoch nach 10 Monaten aufbrach und Adonis gebar. Der junge Gott kam in die Obhut der Nymphen. Die an der Oberfläche erstarrten Harztropfen des Myrrhebaums übrigens sind dieser schönen Legende nach die Tränen der verwandelten Königstochter. Im neuen Testament bekunden die drei Weisen aus dem Morgenland ihre Ehrerbietung zur Geburt Christi mit Myrrhe, Weihrauch und Gold. Eine Begebenheit, die uns durch den Feiertag der Heiligen Drei Könige auch heute noch erinnerlich ist und uns bewusst macht, dass die Harze in ihrem Wert dem Gold ebenbürtig waren.

Die eigentliche Kostbarkeit der Harze war ihr Duft. Über die Weihrauchstraße, eine der ältesten Handelsstraßen der Welt, kamen all die aromatischen Duftstoffe aus der fernen Welt ins Abendland. Im antiken Rom gab es einen eigenen Stadtteil, den vicus unguentarius, in dem reine Harze für kultische Räucherungen erstanden werden konnten, aber auch Kosmetikhändler ihre Salben und Parfüms feilboten. Das ätherische Myrrheöl war, schon allein seiner guten Hautverträglichkeit wegen, Bestandteil vieler Salben. Alte Rezepturen verraten, dass das ätherische Myrrheöl gezielt für die Schönheitspflege eingesetzt wurde. Nicht nur Narben-, auch Faltenbildung konnte mit ihm gemindert werden.

Der Duft des Myrrheöls ist warm und balsamartig, wird gelegentlich auch als würzig-süß oder bittersüß beschrieben. Er gilt als beruhigend und Frieden stiftend, was in der Bezeichnung des Öls als „Engelswasser“ zum Ausdruck kommt.

## Bedeutung in der Heilkunde

Die antiken Ägypter nutzten Myrrhe, um ihre Toten einzubalsamieren, denn Myrrhe hat eine stark antimikrobielle Wirkung. Ebenfalls auf das antike Ägypten geht die Kenntnis um die Eignung des Harzes zur Wundheilung und seine stark schmerzmindernde Wirkung zurück. Aber auch in den Historien Herodots ist beschrieben, dass die Wunden der Krieger im persischen Krieg mit Myrrhe behandelt wurden. Heute kann der Myrrhe eine blutstillende und eine morphinartige, also stark schmerzstillende Wirkweise nachgewiesen werden.

Wird Myrrhe auf die Haut aufgetragen, wirkt sie nicht nur desinfizierend und zusammenziehend, sondern unterstützt auch die Wundheilung. Dass Myrrhe bei innerlicher Anwendung schleimlösend und entzündungshemmend wirkt, war der Antike ebenfalls bekannt. Innerlich angewendet, musste das extrem bittere Harz allerdings zerkaut werden. Heute kann man auf geschmacksneutrale Myrrhetabletten zurückgreifen.

Durch das Zerkauen der Myrrhe wurde noch ein weiterer heilwirksamer Effekt der Myrrhe offenbar: Sie hilft bei Verletzungen im Mund- und Rachenraum sowie bei Entzündungen der Mundschleimhaut, des Zahnfleischs oder der Mandeln. Mit Myrrhentinktur bieten auch hier die Hersteller von Naturprodukten heute eine wirksame Alternative zum Zerkauen des bitteren Harzes. Die Tinktur kann unverdünnt auf die betroffene Stelle aufgetragen werden oder in warmem Wasser aufgelöst zum Gurgeln verwendet werden. Für die moderne Medizin wird Art Commiphora molmol genutzt. Sie enthält ätherisches Öl, alkohollösliches Harz, Gummi und Enzyme. Das destillierte ätherische Öl besteht fast gänzlich aus Sesquiterpenen.

Der Antike galt die Myrrhe als ganzheitliches Heilmittel, mit dem man nicht nur den Körper, sondern auch die Seele heilen konnte. Und mit dieser „inneren" Anwendung werden unsere Vorfahren ebenfalls recht behalten. Denn Myrrhenöl unterstützt die Regulierung der Histaminproduktion, also eines chemischen Botenstoffs, der bei Stress vermehrt ausgeschüttet wird. Entsprechend kann es auf die Psyche stabilisierend und kräftigend wirken.

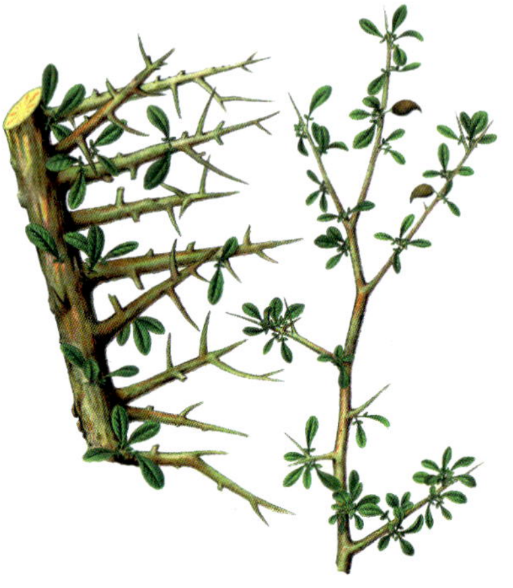

## ANWENDUNG

Versetzen Sie 100 Milliliter natives Mandel- oder Aprikosenkernöl mit acht Tropfen ätherischem Myrrhenöl. Dieses einfach herzustellende Myrrhekörperöl können Sie sowohl medizinisch als auch kosmetisch einsetzen: Auf Brust und Rücken gut verrieben, hat es eine schleimlösende Wirkung; als Gesichtsöl klärt es Unreinheiten und beruhigt irritierte Hautpartien; als Massageöl genutzt, dient es der Entspannung, wirkt gegen Stress und öffnet die Sinne. Der Duft des Myrrheöls ist untrennbar mit Liebeslust und Sinnlichkeit verbunden.

# Weihrauch

**Wissenschaftlicher Name**
*Boswellia*

**Familie:**
Balsambaumgewächse *(Burseraceae)*

**Andere Namen**
Weihrauchbaum, Weihrauchpflanze

**Vorkommen**
Trockengebiete Afrikas, Arabiens und Indiens

**Standort**
helle bis vollsonnige Standorte

## Botanische Beschreibung

Weihrauch ist der geläufige Name sowohl für den Weihrauchbaum *(Boswellia)* als auch für das aus ihm gewonnene, luftgetrocknete Gummiharz *(Olibanum)*. Der Baum ist von kleinem Wuchs, bis zu acht Meter hoch, seine kräftigen Äste sind stark verzweigt und von der auch für den Stamm charakteristischen, papierartig abblätternden Rinde umgeben. Seine gefiederten Blätter stehen in Büschel um die Verdunstung gering zu halten. Die kleinen, sternförmigen Blüten des Weihrauchbaums sind blassgelb oder rötlich und stehen in Rispen. Die Steinfrüchte des Weihrauchs sind dreikantig und halten die Samen fest umschlossen. In dem kargen Lebensraum ist dieser Schutz der Samen von großer Bedeutung.

Im Frühling wird mit dem ersten Erntevorgang begonnen. Dem Stamm und den Ästen werden Schnitte zugefügt. Aus diesen Verletzungen tritt klebrige, milchige Flüssigkeit, die sich erst durch die Trocknung an der Luft zu Harz verfestigt. Das Harz ist von bitterem Geschmack und zunächst beinahe geruchsneutral. Der einprägsame Duft des Weihrauchs entwickelt sich erst durch das Verräuchern auf heißer Kohle. Bei der ersten Ernte ist das Harz noch unrein und minderwertig. Von Woche zu Woche aber gewinnt die Qualität des Harzes, das nun über Monate hinweg geerntet wird. Je nach Alter und Größe eines Baumes kann sein jährlicher Ertrag zwischen drei und zehn Kilogramm Harz liegen. Nach einigen Erntejahren benötigt der Baum eine mehrjährige Ruhezeit.

Die Weihrauchbäume sind in ihrem Bestand stark bedroht.

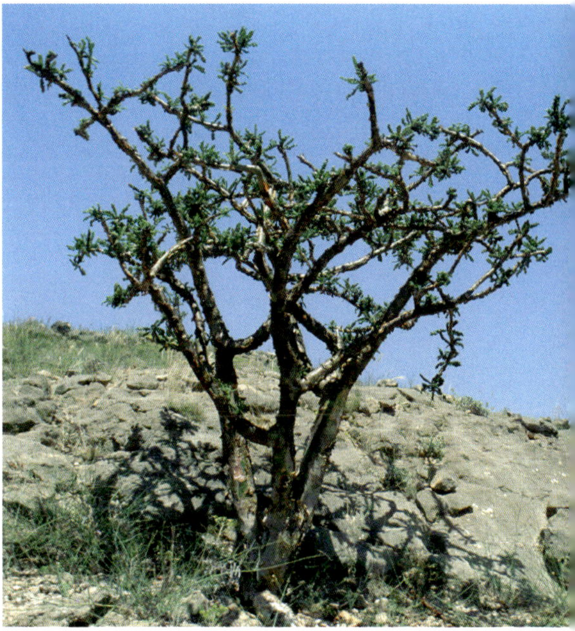

## Mythologische Bedeutung

Pedanios Dioskurides stellte schon in der Antike fest, dass Weihrauch kranke Menschen zwar heilen, Gesunde aber gar in den Wahnsinn treiben könne. Die Sorge des griechischen Arztes darf jedoch als übertrieben gelten. Die aktuelle Forschung formuliert positiv, dass das Einatmen des Rauches, antidepressiv und angstmindernd wirkt.

Die Geschichte des Weihrauchs ist in christlich geprägten Kulturen nicht von der Kirchengeschichte zu trennen. Zuerst in der christlich-orthodoxen Kirche als „Duft des Himmels“ eingeführt, ist die Räucherung des Gotteshauses mit Weihrauch nach dem 9. Jahrhundert bis zum heutigen Tag in der katholische Kirche liturgisch verankert (Inzens). Der aufsteigende und sich ausbreitende Rauch symbolisiert die Entfaltung des Göttlichen. Beim Aufgehen des Harzes in Rauch entwickelt sich nicht nur der einprägsame Weihrauchgeruch, sondern auch eine halluzinogene Wirkung, da beim Verbrennen höchstwahrscheinlich THC, das Rauschmittel der Cannabispflanze, frei wird. Ein wohl nicht unbeabsichtigter Nebeneffekt der liturgischen Handlung, da der „Rausch“ die Gläubigen auf das religiöse Gemeinschaftserlebnis einstimmt. Erwähnung finden muss natürlich auch, dass Weihrauch neben Myrrhe und Gold eines der drei Geschenke war, welche die drei Weisen (Heilige drei Könige) zur Geburt Christi aus dem Morgenland darbrachten.

In nichtchristlichen Kulturen wird Weihrauch nicht explizit für religiöse Zwecke eingesetzt. Im Islam wird vor allem der Geruch des Weihrauchs geschätzt, mit ihm werden Kleidung und Wohnräume parfümiert. Auf das alte Ägypten geht die Bedeutung des Weihrauchs als Bannmittel zurück. Mit seinem Rauch glaubte man nicht nur den Geruch des Todes, sondern auch dessen dunkle Macht abhalten zu können. Eine Hoffnung, die bei der Verwendung von Weihrauch zur Mumifizierung mitschwang. Der Macht des Todes wollte wohl auch Kaiser Nero trotzen, als er nach dem Tod seiner Frau Poppaea Sabina angeblich über 4000 Tonnen Weihrauch verbrennen und Rom quasi in Weihrauch aufgehen ließ.

Den Rauch des Harzes zur Abwehr dunkler Mächte und böser Geister zu verwenden, war ebenso Teil heidnischer Abwehrzauber und ist in den Raunächten mancherorts noch heute bei uns Usus. Übrigens: Wer das Verräuchern von Weihrauch beim Kirchgang als unangenehm empfindet, wird beim selbstständigen Räuchern zu Hause (siehe Kasten „Wichtig“) oft positiv überrascht. Denn in den Kirchen werden inzwischen nur noch eigens gehandelte Mischungen verwendet, die mit dem süßlich-würzigen Geruch des reinen Weihrauchs nicht viel gemein haben.

## Bedeutung in der Heilkunde

Die Hauptbestandteile des Weihrauchs sind Harz, Boswellinsäure (Harzsäure), Schleimstoffe, Proteine und ätherisches Öl. Die Heilwirksamkeit dieser Inhaltsstoffe wurde in den traditionellen Medizinen der Heimatländer des Weihrauchs weitgehend erprobt. Im indischen Ayurveda war Weihrauch bereits vor etwa 5000 Jahren ein probates Mittel gegen Rheuma. In Afrika wusste man das Harz gegen Geschlechts- und Wurmkrankheiten einzusetzen, während im Orient traditionell Weihrauchharzperlen zur Konzentrationssteigerung und Verbesserung des Gedächtnisses innerlich angewendet wurden. Über die Weihrauchstraßen gelangte das kostbare Harz zunächst nach Ägypten, wo es zum Bestandteil von Salben wurde und der Wundheilung diente.

Im späteren römischen Imperium, einem der größten Abnehmer der aromatischen Ware, empfahl ihn Hippokrates zur Wundreinigung, zur Behandlung von Atemwegserkrankungen sowie bei Verdauungsproblemen. Aus der Antike ist weiterhin die Beimengung von Weihrauch und Myrrhe zu Wein bekannt. Als „Trank der Götter" wurde dieser als Schlaftrunk gereicht, diente aber auch als Beruhigungstrank vor Hinrichtungen.

Erst jüngst hat der Weihrauch als „Wunderdroge" eine Renaissance erlebt und wird in der Naturheilmedizin unter anderem bei Erkältungskrankheiten, Kehlkopfentzündungen, Harnwegsinfektionen, Nierenleiden, Asthma, frühzeitig alternder Haut und zur Pflege eitriger Wunden eingesetzt. Auf dem medizinischen Prüfstand steht heute die entzündungshemmende Eigenschaft von Weihrauch. Gerade bei chronischen Entzündungskrankheiten wie Morbus Crohn und Polyarthritis, auch Colitis ulcerosa und sogar bei Ödemen von Hirntumoren werden beachtliche Ergebnisse mit Weihrauch erzielt. Als medizinisch gesichert gilt die (ayurvedische) Heilwirkung des Weihrauchs bei Rheuma und jüngeren Studien zufolge auch die Steigerung der Lern- und Konzentrationsfähigkeit.

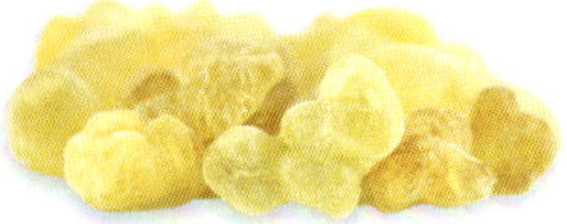

### WICHTIG

Mit einer Harzperlenräucherung können Sie sich die konzentrationssteigernde und stimmungsaufhellende Wirkung des Weihrauchs zunutze machen. Achten Sie dabei jedoch immer auf die Qualität des Weihrauchs. Von preisgünstigen Angeboten ist abzuraten, da es sich dabei nicht selten um unreines Harz der ersten Ernte handelt. Beim Weihrauch gilt: Je später der Erntezeitpunkt liegt, desto höher ist die Qualität – und damit auch der Preis.

# Brennnessel

**Wissenschaftlicher Name**
*Urtica*

**Familie**
Brennnesselgewächse *(Urticaceae)*

**Andere Namen**
Donnernessel, Große Nessel, Eiternessel, Nettel, Saunessel

**Vorkommen**
weltweit mit Ausnahme der Antarktis

**Standort**
nicht zu schattige Standorte mit nährstoffreichem Boden

## Botanische Beschreibung

In Deutschland kommen vier Arten der Brennnessel vor: Große Brennnessel *(Urtica dioica)*, Kleine Brennessel *(Urtica urens)*, Röhrichtbrennnessel *(Urtica kioviensis)* und Pillenbrennnessel *(Urtica pilulifera)*. Die Pillenbrennnessel ist keine bei uns heimische Art. Aus Asien und dem Mittelmeerraum stammend, wurde sie eine Zeit lang wegen ihrer schleimigen Samen auch in Mitteleuropa kultiviert. In manchen unserer Landstriche ist sie verwildert.

Die Blütenstände der eingeschlechtig weiblichen Pflanze sind an ihren markant kugeligen Blüten gut zu erkennen. Während die Kleine Brennnessel einjährig ist, sind Große und Röhricht-Brennnessel ausdauernd krautige Pflanzen. Brennnesseln wachsen in Gruppen. Die Wuchshöhe hängt stark mit den vorgefundenen Lebensbedingungen ab (30 Zentimter bis 3 Meter). Ihre Stengel zeigen einen kantigen Querschnitt. Die Blätter aller drei Arten sind gegenständig und gestielt, die Ränder auffallend gezähnt. Die Blüten sind klein, weißgelblich und hängen in Rispen zusammenstehend, aber dennoch zart wirkend, von den oberen Blattständen herab.

Brennesseln sind – wie der Name bereits vermuten lässt – äußerst wehrtüchtige Pflanzen: Alle grünen Teile sind mit feinsten Brennhaaren dicht bestandet. Am oberen Ende mit einer Art Sollbruchstelle versehen, brechen sie bei der kleinsten Berührung ab und stechen mit der harten Kante ihrer Bruchstelle in die Haut des Fraßfeindes. Mit Druck schießt das Gift (Ameisensäure) aus dem verdickten Ansatz des Haares direkt in die Einstichstelle und hinterlässt dort ein schmerzhaftes Brennen. Je nach Empfindlichkeit der Haut können sich auch lokale Entzündungen oder Schwellungen einstellen.

Sammelzeit der oberirdischen, grünen Pflanzenteile ist März bis August. Die Samen der Großen Brennnessel werden im Frühherbst gesammelt. Übrigens: Brennnesseln lassen sich beim Sammeln und Verwerten recht problemlos anfassen, wenn man sie von unten nach oben überstreicht, da die Brennhaare fast gänzlich nach oben gerichtet stehen.

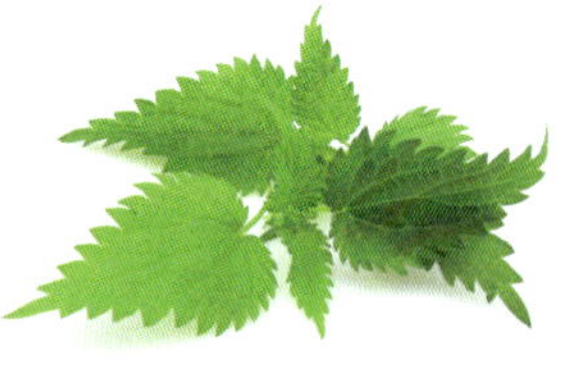

## Mythologische Bedeutung

Wer hat nicht schon Bekanntschaft mit dem schmerzhaft brennenden Gift der Brennnessel gemacht, und das wahrscheinlich nicht einmal in der Absicht, das Kraut überhaupt auch nur anzufassen? Dieser Umstand dürfte die Redewendung „sich in die Nesseln setzen" hinreichend erklären. Der magischen Abwehr diente die wehrhafte Pflanze als Donnernessel. Vielerorts ging man davon aus, der Blitz würde sich hüten, in einen Brennnesselbusch zu fahren (weil dieser ebenso brannte wie der Blitz selbst). Zudem suchte man sein Anwesen beim Herannahen eines Gewitters dadurch zu schützen, dass man Brennnesselblätter im Herdfeuer aufgehen ließ. Die Pflanzen auf den Feldern konnten vor Schädlingsbefall geschützt werden, indem man einen Besenstil mit einem Busch Brennnesseln bestückte und ihn in die Ecke des Feldes steckte. Brennnesseln im Stall wiederum wehrten Milchzauber ab – das Stehlen frischen Rahms durch als Schmetterlinge verkleidete Hexen. Und am großen Hexenfest, der Walpurgisnacht, wurden Brennnesseln auf Düngerhaufen gesteckt. Mädchen und Jungen schlugen alsdann mit dem Stock darauf, auf dass die Hexen jeden der Hiebe spürten und ihre verderbende Macht über das Vieh verlieren mochten.

Im Mittelalter galt die Brennnessel als Mittel gegen das „kalte Fieber" (Wechselfieber mit Schüttelfrost).

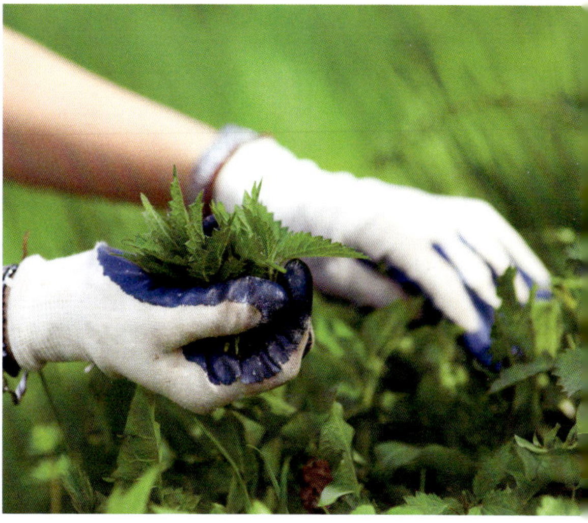

Der Fiebernde, vom Schüttelfrost im wahrsten Sinne des Wortes „geschüttelt", musste von einem Dämon gepackt worden sein! In Pommern pilgerte der Fieberkranke an drei aufeinanderfolgenden Tagen nach Sonnenunter- oder vor Sonnenaufgang zu einer Brennnessel und sagte folgenden Spruch auf, um sich von Fieber und Dämon zu befreien:

„Gun Awend (oder: Guten Morgen),
du Ull (Alte),
ik bring di det Hete (das Heiße) und det Kull (kalte Fieber),
mi sall dat vergan
(mir soll das vergehen),
un du sast (sollst) dat bekam."

Das Brennen der Nessel wurde auch mit der Hitze entflammter Liebe und der Glut körperlichen Verlangens assoziiert. So überliefert der Arzt Matthiolus: „Nesselblätter in Wein gesotten und getrunken, machen zur Liebe feurig, locken zur Unkeuschheit".

## Bedeutung in der Heilkunde

Die vielfältigen Verwendungsmöglichkeiten der Brennnessel wurden bereits in der Antike beschrieben. In seiner „De materia medica" empfiehlt Dioscurides (60 n.Chr.), Geschwüre, Nasenbluten, Menstruationsbeschwerden, Erkrankungen der Lunge und Hundebisse mit Brennnessel zu kurieren und sie als Aphrodisiakum und Diuretikum einzusetzen. Im Mittelalter wurden volksmedizinische Schriften der Antike übersetzt und neu aufbereitet. Vor allem der Benediktinerorden mit seiner außergewöhnlichen Naturkundlerin und Mystikerin Hildegard von Bingen (1098–1179) tat sich naturheilkundlich hervor. Sie sieht in der Brennnessel ein Frühlingsgemüse, das gekocht verzehrt werden und jeglichen Speisen beigegeben werden soll, weil es „den Magen reinigt und den Schleim aus ihm wegnimmt". Die Untersuchung der Pflanze auf ihre Inhaltsstoffe hin untermauert den Ratschlag der adeligen Klosterfrau. Der populäre Einsatz der Brennnessel als Stoffwechselpflanze für entschlackende Frühjahrskuren knüpft auch an die Verordnungen des berühmten Arztes Hippokrates an, der die Brennnessel als harntreibendes Mittel empfahl, um die Körpersäfte in Harmonie zu bringen. Die harntreibende Wirkung macht die Brennnessel darüber hinaus zum beliebten Mittel gegen Gicht. Eine spezielle Nutzung, gerade bei entzündlichen Gelenkerkrankungen (Rheuma, Arthritis), kommt dem Nesselgift zu, denn es wirkt mit seinen Komponenten Acetylcholin und Serotonin schmerzstillend, entzündungshemmend und durchblutungsfördernd.

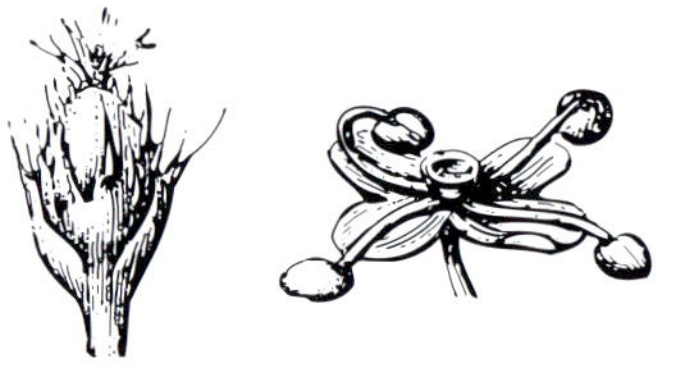

## ANWENDUNG

Um ein Powergemüse zuzubereiten, gehen Sie wie folgt vor: Gesammelte Brennnesselblätter gründlich waschen, da zwischen den feinen Brennhaaren leicht Sand zurückbleiben kann. Eine kräftige Dusche hilft außerdem gegen die unliebsame Wirkung der Nesselhaare. Dann die Blätter in kochendem Wasser kurz aufwallen lassen, abseihen und hacken. Je nach Menge ein bis zwei Tassen Wasser zusammen mit einer gehackten Zwiebel in einen Kochtopf geben. Wenn das Wasser kocht, Brennnesseln und ausreichend Öl oder Butter zugeben. Gut durchrühren und bei kleiner Flamme 20 Minuten köcheln. Mit Salz abschmecken.

# Johanniskraut

## Botanische Beschreibung

Johanniskraut wächst als eine bis zu einem Meter hohe Pflanze mit einem sehr harten, zweikantigen Stängel (andere, weniger heilkräftige Sorten haben einen vierkantigen oder runden Stängel), der nach oben buschig verzweigt und mit Mark gefüllt ist. Die stiellosen, kleinen Blätter sitzen gegenständig am Stängel und sind ganzrandig eiförmig bis elliptisch. Die durchsichtigen Punkte auf der Blattoberfläche, aber auch die schwarzen Punkte an den Blatträndern entstehen durch zahlreiche durchscheinende Drüsen, in denen sich das ätherische Öl sammelt.

Johanniskraut blüht von Juni bis September. Auffällig ist das leuchtende Goldgelb der zahlreichen Einzelblüten sowie der jeweils fünfzähligen Kronblätter. Die braunen Staubblätter sind mit dunkelroten Drüsenpunkten übersäht. Wenn man die Blüten zerdrückt, tritt ein roter, balsamisch duftender Saft aus, der die Finger violettrot einfärbt. Diese Besonderheit brachte dem Johanniskraut volkstümliche Namen wie „Blutkraut“ oder „Christi Wundenkraut“ ein.

Gesammelt werden Kraut und Blüten. Die beste Erntezeit sind die Tage um den 24. Juni, den Johannistag, denn dann ist die Pflanze vollends erblüht.

**Wissenschaftlicher Name**
*Hypericum perforatum*

**Familie**
Johanniskrautgewächse *(Hypericaceae)*

**Andere Namen**
Gewöhnliches Johanniskraut, Tüpfeljohanniskraut, Hartheu, Sonnwendkraut, Blutkraut, Christi Wundenkraut, Herrgottskraut, Jageteufel, Teufelsbanner, Teufelsfuchtel, Fuga Daemonum

**Vorkommen**
Nordasien, Nordafrika, Europa

**Standort**
sonnige Wegrändern und Böschungen, unbeschattete Steinbrüche

## Bedeutung in der Heilkunde

Die Hauptinhaltsstoffe von Johanniskraut sind Hypericin, Gerbstoffe und ätherisches Öl. Schon Paracelsus setzte das Kraut gegen Melancholie und Depressionen ein. Für ihn war es ein

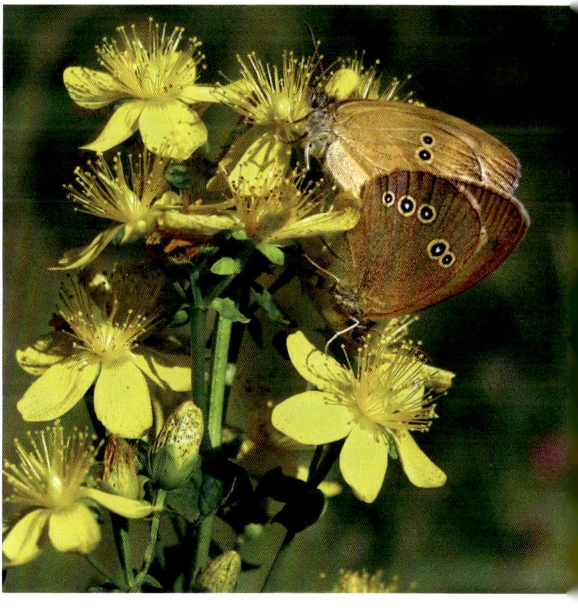

Allheilmittel, in dem der Wille Gottes besonders sichtbar sei. Dass das Johanniskraut zu den wohl bekanntesten Pflanzen mit antidepressiver Wirkung gehört, passt wunderbar mit seiner Symbolik als Sonnwendkraut zusam-

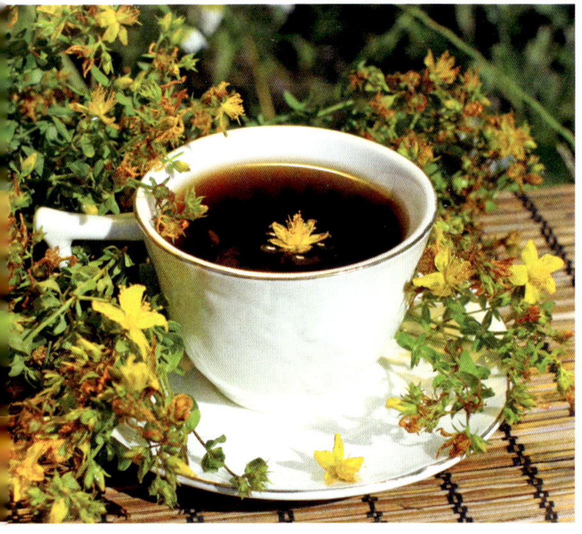

men: Es vertreibt die dunkle Nacht der Seele, die uns umfängt, wenn die Trauer uns nicht mehr loslässt.

Die antidepressive Wirkung ist mittlerweile klinisch erwiesen. Hochdosiert sollte es über einen Zeitraum von mindestens einem Monat angewendet werden, um seine stimmungsaufhellende Wirkung auch bei einer mittelschweren Depression durchsetzen zu können. Jedoch ist die dazu nötige Dosierung mit Tee oder sonstigen frei erhältlichen Johanniskrautpräparaten nicht zu erreichen. Das gesammelte Kraut (oberirdische Teile der Pflanze ohne Blüten), in seiner natürlichen Potenz als Tee oder Tinktur zugeführt, kann jedoch bei depressiven Verstimmungen helfen, die nicht selten mit Phasen hormoneller Umstellung wie Menstruation, Pubertät oder Wechseljahre einhergehen.

Tee und Tinktur lindern darüber hinaus Kopfschmerz und Schlafstörungen. Johanniskrautöl, das aus den gesammelten Blüten der Pflanze hergestellt wird, ist reich an Hypericin, dem roten Farbstoff des Öls. Dieser macht uns lichtempfindlicher, regt aber gleichzeitig unseren Zellstoffwechsel an und bringt auf diese Weise neue Kraft in den Organismus. Johanniskrautöl wirkt, innerlich angewandt, allgemein kräftigend bei Erschöpfungszuständen und bei der Genesung nach langer Krankheit. Äußerlich aufgetragen dient das Öl der Behandlung von Sonnenbrand und Brandwunden sowie als Einreibemittel bei Hexenschuss, Rheuma und Gicht. Kosmetisch wird es bei entzündeter und rissiger Haut angewandt.

## Mythologische Bedeutung

Der Name des Johanniskrauts leitet sich von seiner Blütezeit um den Johannistag ab, der auf den 24. Juni fällt, unmittelbar nach der Sommersonnenwende am 21. Juni. In diesen Tagen werden in vielen Gegenden Sonnenfeste gefeiert, denn das Tagesgestirn erreicht nun seinen höchsten

Stand über dem Horizont. Es ist der längste Tag im Jahr und die kürzeste Nacht. Sonnwendfeuer, Tanz und Musik zelebrieren die Kraft des Lebens auf der Erde, den Sieg des Lichtes über die Dunkelheit.

Das Johanniskraut ist eine der magischen Pflanzen dieser Zeit, denn das Gold der Sonne findet sich in seinen gelben Blüten wieder, und ihre das Böse vertreibende Kraft wird durch den Fünfstern – Drudenfuß – symbolisiert, den die fünf Blütenblätter bilden. Das rote Öl, das beim Zerreiben aus den Blüten tritt, erinnert an Blut, unseren Lebenssaft. So sind im Johanniskraut Licht und Leben versinnbildlicht. Es vertreibt das Böse und Dunkle und wurde entsprechend zur Abwehr von Dämonen eingesetzt. Es wurde in Ställe und Fenster gehängt, um das Vieh vor Zauberei zu schützen und Geister vom Haus fernzuhalten. Warf man einen Kranz aus Johanniskraut auf das Dach des Hauses, so sollte dies davor schützen, dass der Blitz einschlägt, während ein paar auf den Herd gestreute Blüten ein herannahendes Unwetter vertreiben sollten.

Als besonders wirksam und heilkräftig gilt das Johanniskraut, wenn es am Johannistag selbst gesammelt wird. Schon der Tau, den man frühmorgens auf ihm findet, soll magische Kräfte besitzen. Auch ein an Mariä Himmelfahrt gesegnetes und in einem Geburtszimmer geräuchertes Johanniskraut soll Dämonen vertreiben.

Weil der Teufel vor dem Johanniskraut flieht, verabreichte man es den Hexen auf der Folterbank, um ihren vom Leibhaftigen besessenen Willen zu brechen. So viel abwehrende Kraft musste den Teufel erzürnen: Es heißt, dass der Teufel für die zahllosen Punkte auf den Blättern des Johanniskraut verantwortlich sei, denn er habe die Blätter in seiner Wut mit einer Nadel durchstoßen. Das rotfärbende Öl der Blüten gilt aber auch als Symbol für das Blut des enthaupteten Johannes des Täufers. Denn einer Legende nach erwuchs das Johanniskraut aus eben diesem Blut.

## ANWENDUNG

In gute Laune kann schon ein frühsommerlicher Morgenspaziergang versetzen. Dies ist nämlich die beste Zeit, um das gelb erblühte Kraut zu sammeln. Zu Hause werden Blüten von Kraut getrennt. Das Kraut wird kopfüber an einen luftigen, nicht zu hellen Ort zum Trocknen aufgehängt. Die gesammelten Blüten setzt man sofort in kaltgepresstem Pflanzenöl an. Das gut verschlossene Glas sollte an einem sonnigen Platz zwei Monate stehen und nur gelegentlich kräftig geschüttelt werden. Danach ist das Öl innerlich als Nahrungsergänzung oder äußerlich als Kosmetik oder Einreibemittel anwendbar.

# Schwarzer Holunder

**Wissenschaftlicher Name**
*Sambucus nigra*

**Familie**
Moschuskrautgewächse *(Adoxaceae)*

**Andere Namen**
Holunder, Holler, Holderbusch, Flieder, Kelke, Keilkebeerenbaum, Husholder, Schwitztee

**Vorkommen**
Europa, Nordafrika, Westasien, Nordamerika

**Standort**
besonders gern in der Nähe von Behausungen, Schuttplätzen und Ställen sowie in lichten Wäldern und an Waldrändern

## Botanische Beschreibung

Als Holunder bezeichnen wir gemeinhin den in Mitteleuropa am häufigsten vorkommenden Schwarzen Holunder, der entweder als kleiner, stark verzweigter Baum (bis zehn Meter Höhe) oder als aufrechter Strauch (bis sieben Meter Höhe) wächst. Seine graubraune Rinde ist korkartig und wird deshalb Borke genannt. Über den Winter kahl, entwickelt er im März bis April seine elliptischen, am Rand gesägten Blätter neu. Sie sind unpaarig gefiedert mit fünf gleichgroßen, lang zugespitzten Blättern. Das Herbstlaub ist hellgrün bis gelb. Von Mai bis Juli zeigt der Baum seine großen, aus vielen weißen bis weißgelblichen Einzelblüten zusammengesetzten Schirmrispen.

Doch nicht allein der weiß erblühte Baum ist auffällig, auch sein Duft ist eindringlich, sodass sich bei den meisten von uns, wenn wir an Holunder denken, eben jenes Bild der weißen stark riechenden Schirmrispe einstellt. Die Bezeichnung als Schwarzer Holunder mag da zunächst irritieren. Stimmig allerdings wird die Namensgebung im Herbst, wenn die Fruchtstände mit ihren etwa einen halben Zentimeter großen Beeren (botanisch eigentlich Steinfrüchte) gereift sind. Waren die Beeren im Spätsommer, zum Beginn ihrer Reifung, noch rot, so sind sie nun schwarz. (Die Früchte des Roten Holunder bleiben rot.) Auch die Stiele, an denen die schwarzen Beeren sitzen, haben sich rot gefärbt.

Die Beeren tragen einen tiefroten Saft und wiegen daran so schwer, dass die anfangs aufrecht stehenden Fruchtstände nach unten hängen. Alle Pflanzenteile sind als leicht giftig eingestuft für Mensch und Tier. Der Verzehr von rohen Holunderbeeren kann zu Übelkeit und Erbrechen führen. Die Beeren werden durch Abkochen oder Vergären essbar.

## Mythologische Bedeutung

Der Holunder ist eng mit der germanischen Mythologie verbunden. Er war der großen germanischen Göttin Holla geweiht, die sogar ihren Sitz im Holderbusch hatte. Von dort beschützte die kinderbringende Gottheit Pflanzen und Tiere sowie die Familie. Die

Germanen brachten ihr direkt unter dem Holunder Opfer dar. Ihm wurde eine schutzgebende und lebensspendende Macht nachgesagt, man hat ihn aber auch mit dem Tod assoziiert. So bestatteten die Germanen ihre Toten auf Holunderzweigen. Der Brauch, eitrige Wundverbände in den Strauch oder Baum zu hängen, zeugt ebenfalls von dem Glauben an seine Verbindung zu den Mächten des Todes. Denn man bat, der Baum möge die an den Wundverbänden haftende Krankheit in die Unterwelt ableiten. Der Geruch seiner Blüten soll in dieser Denkart an Leichengeruch erinnern.

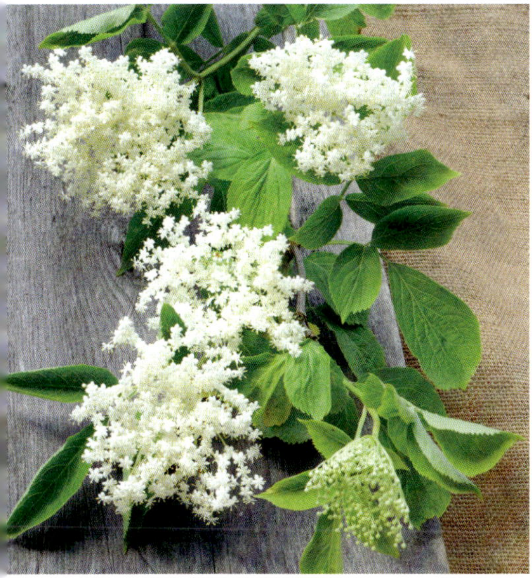

Das Mittelalter betrachtete den Holunder als eine Art Hexenbaum. Möbel durften keinesfalls aus Holunderholz gefertigt sein, da man sich sonst mit dem Möbel einen bösen Zauber in die Stube holen würde. Einer dänischen Sage nach lebte die „Holdermutter“ im Holunderbaum und verfolgte denjenigen, der sich erdreistete, ihr einen Ast abzuschlagen. Aber auch ohne explizit an die Holdermutter zu denken, galt es als ein Unding, einen Holunder in irgendeiner Form zu beschneiden. Musste einmal ein Holunderbaum gefällt werden, so hatte man niederzuknien, das Haupt zu entblößen und dem Baum zu versprechen, an gleicher Stelle und so bald als möglich einen neuen Holunderbaum zu pflanzen: „Frau Ellhorn, gib mir was von deinem Holz, dann will ich dir von meinem auch was geben, wenn es wächst im Wald.“

Doch waren die starken Kräfte des Holunders, welche die Menschen fürchteten, ihnen auch dienlich. Neben Haus und Stall gepflanzt, beschirmte er Mensch und Tier, hielt Feuer, Blitzschlag, Seuchen und Heimsuchungen ab. Unter dem besonderen Schutz des Holunderbaums standen Kinder. Wenn sie in seinem Schatten spielten, waren sie vor Schlangen, Insekten, aber auch vor Verzauberung sicher.

## Bedeutung in der Heilkunde

Da Holunder von jeher bevorzugt in der Nähe bewohnter Häuser wächst („Husholder“), war er als Heilpflanze für jedermann leicht zugänglich. „Rinde, Beere, Blatt und Blüte, jeder Teil ist Kraft und Güte, jeder segensvoll“, so preist ihn eine alte Bauernregel. Wofür genau seine Heilkräfte eingesetzt wurden, offenbaren volkstümliche Namen wie „Kelke“ oder „Keilkebeerenbaum“, die auf die Heilwirkung bei Koliken hinweisen, oder seine saloppe Bezeichnung „Schwitztee“, die seine Anwendung als schweißtreibender und damit fiebersenkender Teeaufguss nahelegt.

Von den Ärzten der Antike wurde Holunder vor allem als schleim- und galleabführendes Mittel beschrieben. Hippokrates erkannte eine abführende Wirkung der Beeren und empfahl sie Frauen bei Unterleibsbeschwerden. Auch Wurzeln (in Wein gekocht gegen Schlangen- und Hundebisse) und Blätter (Auflage bei Geschwüren) wurden heilmedizinisch genutzt.

Und obwohl sich die christianisierte Welt – wie bereits angedeutet – schwer mit dem Baum tat, den sie mit dem Teufel in Verbindung brachte, blieb der Holunder dem Menschen bis heute nah und wird nach wie vor als Hausmittel eigesetzt: Der Tee aus Holunderblüten hilft bei grippalen Infekten und wirkt entwässernd. Frische Holunderblätter werden auf juckende Hautstellen, Schwellungen und als Soforthilfe auf Insektenstiche aufgelegt. Gegen Ohrenschmerzen hat sich ein Holunderblütensäckchen bewährt. Holunderblütensirup wird bei Husten und Heiserkeit eingesetzt, das Mus oder der Saft der Beeren hilft bei Halsschmerzen und unterstützt die Abwehr. Hauptinhaltsstoffe im Falle der Blüten sind ätherisches Öl, Flavonoide, Rutin und Gerbstoffe, bei den Beeren der Farbstoff Sambucin, Flavonglykoside, Fruchtsäuren, Vitamin C und ebenfalls ätherisches Öl.

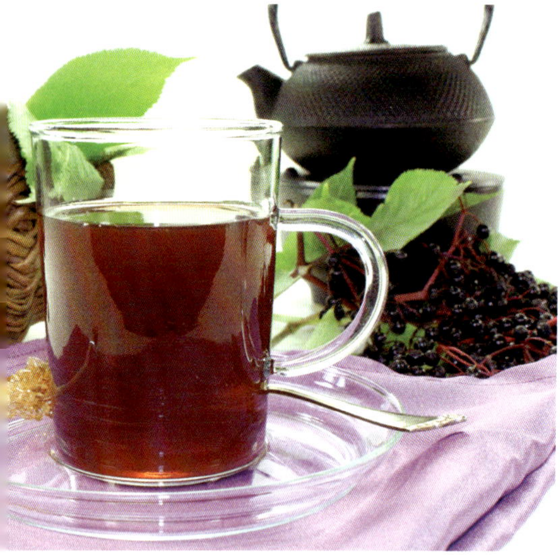

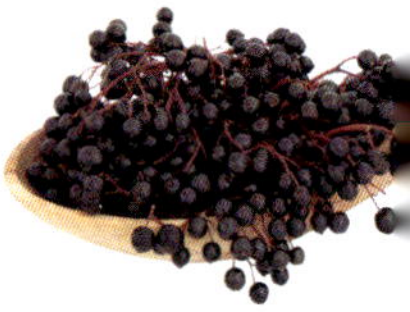

## ANWENDUNG

Für leckere Hollerkücherl benötigen Sie 125 Gramm Mehl, drei Eier, eine Prise Salz, einen Esslöffel weiche Butter, einen Esslöffel Bier und zwei Esslöffel Milch. Verrühren Sie alle Zutaten zu einem glatten Teig, in den Sie die voll erblühten Holunderdolden eintauchen (die Teigmenge reicht für etwa 20 Stück). Anschließend backen Sie diese in einer Pfanne mit ausreichend heißem Fett von beiden Seiten goldgelb aus. Vor dem Servieren mit Zucker bestreuen.

# Mistel

Wissenschaftlicher Name
*Viscum*

Familie
Sandelholzgewächse *(Santalaceae)*

Andere Namen
Albranken, Donnerbesen, Dru(i)denfuss, Heil aller Schäden, Heiligkreuzholz, Hexenbesen, Hexenkraut, Hexennest, Immergrün, Vogelchrut, Weiße Mistel, Wintergrün, Wintersamen

Vorkommen
Europa, Westasien bis zum Himalaya, Nord-Westafrika

Standort
häufig in der Nähe von Gewässern und in Flusstälern

## Botanische Beschreibung

Die Mistel ist ein Halbschmarotzer und zieht ihre Nährstoffe aus dem von ihr besiedelten Baum. Dazu dringt sie mit ihren Wurzeln durch die Rinde in die Leitungsbahnen des Wirtsbaums ein. Zu ihren bevorzugten Wirtsbäumen zählen Pappeln, Apfelbäume, Tannen und Robinien. Äußerst selten besiedelt sie Eichen. Da die Mistel kein Vollschmarotzer ist, also eigenständig Photosynthese betreibt, zeichnet sie sich auch durch grünes Blattwerk, sogar durch immergrüne Blätter aus. Ihre kleinen, ledrigen Blätter wachsen umgekehrt eiförmig an den Enden der zu Kugeln verwachsenen Zweige. In den Blattachseln entstehen bereits Ende Februar unscheinbare, blassgelbe Blüten. Wiederum antizyklisch zu anderen Pflanzen entwickeln sich die Früchte der Mistel sehr spät, nämlich im November und Dezember. Die weißen Beeren sind angefüllt mit einer gallertartigen, äußerst klebrigen Masse. Diese Masse umhüllt den Samen und hilft ihm später, sich auf Ästen festzusetzen.

Die Mistel gedeiht bis in Höhen um 1200 Meter und umfasst in Europa vier Arten. Sind die Wirtsbäume laubabwerfend, wird sie im Winter weithin sichtbar. In Gruppen besiedelte Bäume nehmen Schaden durch die Halbschmarotzer und sterben schließlich ab. Einzelne Misteln schaden einem großen Baum jedoch kaum. Günstig für den besiedelten Baum ist auch das extrem langsame Wachstum der Mistel. Erst nach zwei Jahren bilden sich die ersten Blätter, und es dauert ganze sechs bis sieben Jahre, bis sich die ersten Blüten zeigen. Misteln sind tiergiftig.

Ihre Sammelzeit erstreckt sich vom Spätherbst bis in den Frühling.

## Mythologische Bedeutung

Die Mistel, auch Hexen- oder Donnerbesen, Druidenfuß oder Wintergrün genannt, gehört zu den ältesten und bedeutsamsten Zauberpflanzen in unserem Kulturkreis. Hauptgrund für dieser Sonderstellung ist die ihr eigene Besonderheit: Die Mistel hat niemals Bodenkontakt. In diesem Sinne ist sie nicht profan, sondern einer höheren

Sphäre zugehörig und rein. Sie musste von Gott gesandt worden sein. So wird schlüssig, warum unsere keltischen Vorfahren eigens ihren Priester bemühten, um die Pflanze zu ernten. Der Druide war weiß gewandet und schnitt die heilige Pflanze mit einer goldenen Sichel. Die Mistel musste in einem weißen Tuch aufgefangen werden, damit sie nicht unreine Erde berührte.

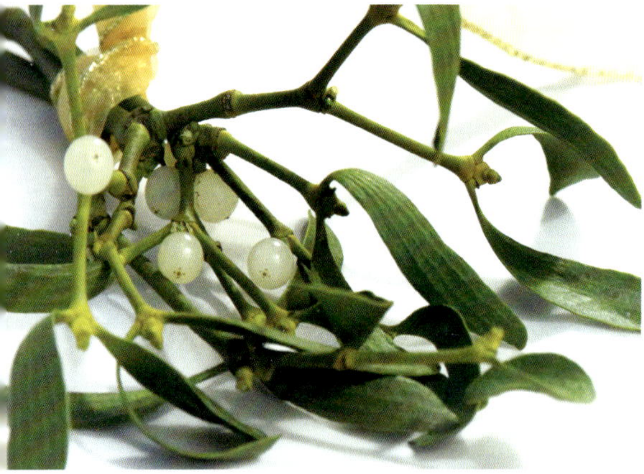

Eine weitere Besonderheit der Mistel ist ihr spätes Fruchten im November und Dezember. Während andere Pflanzen zum Heranreifen ihrer Frucht vor allem Sonne brauchen, verlegt die Mistel den Reifungsprozess in eine Zeit, in der die Tage am kürzesten sind. Ausgleichend mag wirken, dass der Wirtsbaum nun sein Laub abgeworfen hat und die Mistel, die sonst vom Blattwerk beschattet ist, für ihre Verhältnisse ungewöhnlich viel Licht bekommt. Doch auch diese Erklärung löst das Rätsel nicht. Denn die Mistel sitzt in dem kahlen Baum immergrün – ein Grün, das sie auch im Schatten heranzubilden weiß. Hat sie etwa ein eigenes Licht, da sie der Sonne so wenig bedarf? Oder besitzt sie irgendetwas, das der Qualität des Lichtes entspricht? Diese Besonderheit jedenfalls ließ sie zum Symbol des Lichtes, der Freude, des Glücks und der Hoffnung werden. Folgerichtig schnitt der Druide sie nur mit einer goldenen Sichel, denn Gold ist selbst ein Symbol immerwährenden Glanzes und Lichtes. Aus dieser Symbolik leiten sich diverse bekannte Winterbräuche ab. „No misteltoe, no luck" (Keine Mistel, kein Glück) heißt es in England, wo man zur Weihnachtszeit einen Mistelzweig im Zimmer oder über der Eingangstür aufhängt. Begegnen sich Frau und Mann, Mädchen und Junge unter dem Mistelzweig, so sollen sie sich küssen. Ihr Kuss bezeugt den Glauben an den Symbolwert des Zweiges über ihnen – er bringt ihnen Glück, Gelingen und Fruchtbarkeit.

Neben der Versinnbildlichung von Licht und Glück wurde der Mistel aber auch eine dunkle Symbolik zugesprochen. In der griechischen Mythologie ist es gerade die Erdenthobene, die den Gott Merkur unter die Erde begleitet, wenn er die Toten in das Reich der Schatten führt. Und auch der trojanische Held Äneas musste eine Mistel, eine „goldene Zauberrute" beschaffen, um Zugang zur Unterwelt zu erlangen. In der germanischen Mythologie wurde ein Pfeil, den der Gott Loki aus einer abgeschnittenen Mistel schnitzte, zur einzigen Waffe, die den Licht- und Sommergott Balder töten konnte.

## Bedeutung in der Heilkunde

Die Mistel galt über Jahrhunderte hinweg als Allheilmittel und als eines der seltenen Mittel gegen Epilepsie. Schon Plinius beschreibt im 1. Jahrhundert unter anderem ihre Wirkung bei Fallsucht (Epilepsie). Auch im Mittelalter wurde die Mistel mit Epilepsie in Verbindung gebracht, da sie keine Berührung mit der Erde kennt, sie weder in der Erde wurzelt noch von ihren Wirtsbäumen herunterfällt. Entsprechend sollte auch der an Fallsucht erkrankte nicht mehr stürzen und zu Boden fallen. Dazu reichte es offenbar einen Mistelzweig bei sich zu tragen. Hildegard von Bingen empfahl die Pflanze darüber hinaus bei Lebererkrankungen und, als Sud verabreicht, gegen erfrorene Gliedmaßen. Auch gegen Schwindel, Migräne, Unfruchtbarkeit, Gicht und Ruhr wurde die Mistel im Lauf der Jahrhunderte erprobt. Pfarrer Kneipp setzte auf die immergrüne Pflanze um den Blutkreislauf günstig zu beeinflussen und um Frauenschmerzen zu lindern.

Zeitnahe Untersuchungen bestätigen viele der überlieferten Anwendungen: Nicht nur bei hohem Blutdruck, auch zur Steigerung der Verdauung und des Stoffwechsels wird die Wirkung des Misteltees bestätigt. Ferner wird ihr die Anregung des Stoffwechsels attestiert, was wiederum hilfreich bei rheumatischen Beschwerden ist. Die Mistel wirkt außerdem nervenstärkend und daher günstig bei Leiden wie Kopfschmerzen, Schwindel und tatsächlich bei Epilepsie. Allerdings geht die moderne Forschung von der innerlichen Anwendung der Mistel aus, die Ergebnisse beziehen sich selbstverständlich nicht auf das bloße Bei-Sich-Tragen von Mistelzweigen. Darüber hinaus erscheint es auch heute sinnvoll den Tee bei Wechseljahrs- oder Menstruationsbeschwerden zu verabreichen.

# ANWENDUNG

Misteltee wird immer als Kaltaufguss bereitet, denn im kalten Wasser lösen sich die schwach giftigen Stoffe (zum Beispiel das Viscotoxin) nicht auf, sodass der Kaltauszug der Mistel ungiftig ist. Auch sollen die Heilwirkungen der Mistel durch Erwärmen gemindert werden. Und so geht es: Setzen Sie das Kraut mit kaltem Wasser an und lassen Sie es mindestens eine Stunde stehen (Sie können den Tee auch gut über Nacht ansetzen). Danach seihen Sie das Kraut ab. Der Tee kann getrunken, aber auch äußerlich als Wickel aufgelegt werden.

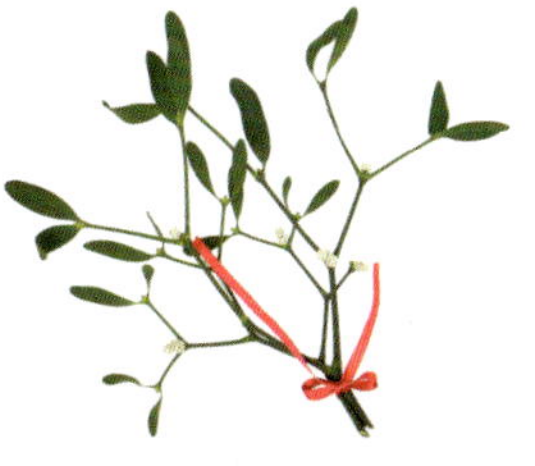

# Weißdorn

**Wissenschaftlicher Name**
*Crataegus*

**Familie**
Rosengewächse *(Rosaceae)*

**Andere Namen**
Hagedorn, Heckendorn, Christdorn, Hagapfel, Heinzelmännerchen, Mehldorn, Schlafdorn, Zaundorn

**Vorkommen**
nördliche Halbkugel

**Standort**
Wälder, Gebüsche, Straßenränder und Gärten

## Botanische Beschreibung

Der Weißdorn kommt entweder als Strauch oder kleiner, dichtkroniger Baum vor. Beeindruckend ist das Alter, das er erreichen kann. Es gibt Exemplare des maximal bis zwölf Meter hohen Baumes, die 500 Jahre alt sind. Ihre Rinde ist dann deutlich mit Furchen und Längswülsten versehen. Der Fachmann unterscheidet bis zu 300 Arten. Für den Laien sind die Unterschiede aber nur schwerlich zu erkennen, da sie zahlreiche Übereinstimmungen in ihrem äußeren Erscheinungsbild aufweisen.

In Mitteleuropa sind drei Arten heimisch aus denen drei weitere Arten (Naturhybriden) hervorgegangen sind. Durchgesetzt haben sich aber vor allem zwei Arten, der Eingriffelige und der Zweigriffelige Weißdorn. Diese beiden Arten werden auch medizinisch verwandt und sind die einzigen Varietäten aus denen Weißdornfrucht-Extrakt hergestellt wird. Sie haben eine hellgraue (Zweigriffeliger Weißdorn) oder eine dunkelbraune (Eingriffeliger Weißdorn) Rinde, deren Struktur rissig ist und eine bräunlich-orangene Borke zeigt.

Auffällig bei beiden Arten sind die knorrigen und vor allem zahlreichen Äste. Sie sind mit bis zu 2,5 Zentimeter langen, kräftigen Dornen bestückt. Die glänzenden Blätter sind am Ansatz keilförmig und verbreiten sich zu einer gelappten Raute (in der Regel drei bis fünf Lappen). Die Weißdorne blühen in den Monaten Mai und Juni reinweiß (Zweigriffeliger Weißdorn) beziehungsweise weiß mit roten Staubblättern (Eingriffeliger Weißdorn). Die Blüten sind zahlreich und besitzen einen markanten Geruch, der vor allem Fliegen zur Bestäubung anlockt und vom Menschen in der Regel als unangenehm empfunden wird. Die kugelförmigen, etwa einen Zentimeter großen, intensiv-roten Früchte reifen im August und September. Oft überdauern sie den Winter an den Zweigen. Ihr gelbliches Fruchtfleisch ist mehlig („Mehldorn“) und schmeckt säuerlich-süß. Wild begegnet man dem Weißdorn sowohl an beschatteten, geschützten Standorten als auch exponiert an offenen und windigen Plätzen wie der Mitte eines Feldes. Sein Vorkommen wäre unvollständidg beschrieben, wenn nicht auch seine Pflanzungen als Hecken („Hagedorn“) Erwähnung finden würde.

## Mythologische Bedeutung

Für die magische Verwendung des Weißdorns in Mythen, Märchen, Volksbräuchen und im alltäglichen Leben gibt es zahlreiche geschichtliche Zeugnisse. Die Bedeutung des Weißdorns als „Hag" („Hagedorn") etwa leitete sich ganz praktisch aus der Notwendigkeit ab, Haus, Hof, bestellte und beweidete Felder, ja ganze Ortschaften vor der sie umgebenden Wildnis zu schützen. Die Hecken waren wirksame Barrieren für wilde Tiere wie Wölfe oder Bären, aber auch für menschliche Jäger und Sammler, die sich in den

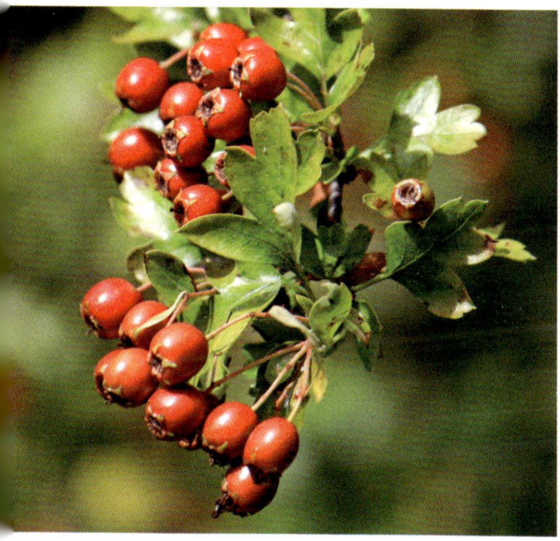

Wäldern herumtrieben. Vom schützenden Hag umgeben fühlte man sich sicher – auch vor anderen unliebsamen Eindringlingen wie Krankheitsgeistern, Dämonen, Wiedergängern und Vampiren (die übrigens mit einem Weißdornpfahl durchbohrt werden sollten). Das begünstigte einen ruhigen Schlaf, der ebenfalls mit dem Weißdorn in Verbindung gebracht wurde. So ist es nicht verwunderlich, dass der Weißdorn volkstümlich auch „Schlafdorn" (von isländisch Svefnthorn) hieß. In der Alten Edda ist von der Nacht als „die mit dem Schlafdorn Betraute" die Rede.

Bei den Nordgermanen gab es die Vorstellung des „Schlafdornstechens", wodurch jemand mit einem Schlafzauber belegt wurde. Ein berühmtes Beispiel hierfür ist die Legende, in der Odin Brunhilde mit einem tiefen Schlaf belegte, indem er sie mit einem Weißdornstachel stach. Und natürlich liegt nahe, dass die Dornenhecke aus dem Märchen Dornröschen, hinter der für 100 Jahre alles in tiefen Schlaf versank, eine Weißdornhecke war. Sogar bis an das Ende der Zeit schläft träumend der große keltische Druide Merlin unter einer Weißdornhecke, welche die schöne Fee Vivane mit ihrem Schleier umgibt.

## Bedeutung in der Heilkunde

Weißdorn ist ein bekanntes Herzmittel. Als Heildroge ist es in Form von Blüten- oder Fruchtextrakten, aber auch als Extrakt einer Blüten- und Blättermischung zu erwerben. Die Extrakte vermögen die Pumpkraft des Herzens und die Durchblutung der Herzkranzgefäße zu verbessern.

Weißdorn ist zudem bestens geeignet zur Vorbeugung altersbedingter Herzleistungsschwäche und wird zur Nachbehandlung von Infektionskrankheiten empfohlen.

Erstaunlicherweise finden sich europaweit keine Hinweise auf eine volksmedizinische Nutzung des Weißdorns. Allein ins Medizinische spielende magische Anwendungen sind aus dem Mittelalter bekannt. So glaubte man etwa im Allgäu, den Verlauf einer bevorstehenden Geburt günstig beeinflussen zu können, wenn die Schwangere drei Dornen des Weißdorns auf ihrer linken Körperseite trug. Um sich plagender Zahnschmerzen zu entledigen, stocherte man mit einer Dorne so lange an dem schmerzenden Zahn herum, bis Blut floss. Die besagte Dorne musste aber um drei Uhr morgens am Karfreitag von einem Weißdorn gepflückt worden sein. Warzen beseitigte man, indem man sie mit einer roten Nacktschnecke bestrich und die Schnecke danach auf einen Dorn des Weißdorns spießte. Überhaupt konnte man die Genesung eines Kranken unterstützen, indem man Haare von ihm an einen Weißdorn hängte.

Erst das 19. Jahrhundert sollte die dornige Pflanze mit ihren wertvollen Flavonoiden und oligomeren Proanthocyanidinen (OPC) als Herzmittel entdecken. Die roten Früchte allerdings wurden immer schon – gerade von der ärmeren Bevölkerung – als Lebensmittel verwendet und dienten in Notzeiten als Mehlzusatz.

Die traditionellen Medizinen anderer Länder der nördlichen Halbkugel, insbesondere China und Nordamerika, verwendeten den Weißdorn bereits deutlich früher. Während er den Indianern Nordamerikas als allgemein stärkendes Mittel galt, beschrieb die Traditionelle chinesische Medizin (TCM) die Pflanze als „leicht warm“ und setzte sie unter anderem bei emotional bedingten Enge- und Druckgefühlen im Brustraum ein, die bei längerem Anhalten zu Herzproblemen führen konnten. In diesem Sinne wirkt Weißdorn drucklösend und vermag neue Impulse wie Entspannung und Vertrauen zu setzen. Er „tonisiert das Herz-Qi“.

## GUT ZU WISSEN

Die Artussage mag auch der Grund sein, warum man in Irland und in Teilen Englands selbst heute noch immer wieder mit Stofffetzen und Weihegaben geschmückte Weißdorne sieht. Sie gelten als Wohnort der Feen und entsprechend werden die Früchte des Weißdorns „Pixie pears“ (Elfenbeerchen) genannt. Einen von Feen, bewohnten Weißdorn zu fällen bringt Tod über das Vieh oder sogar die Kinder dessen, der an den Baum Hand anlegt.

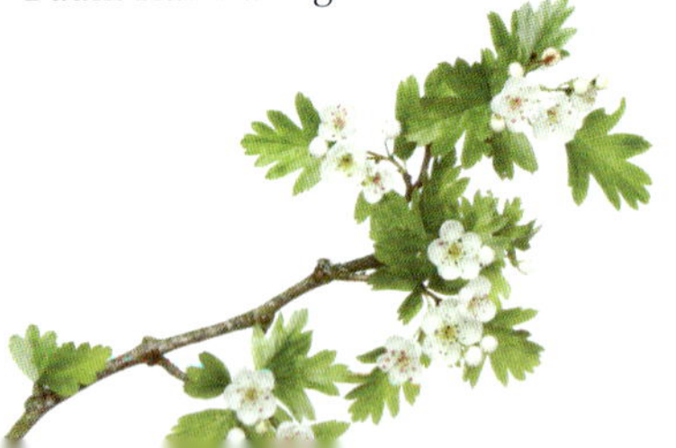

# Frauenmantel

**Wissenschaftlicher Name**
*Alchemilla*

**Familie**
Rosengewächse *(Rosaceae)*

**Andere Namen**
Allerfrauenheil, Frauenhilf, Gewittergras, Krausemäntelchen, Liebfrauenmantel, Marienkraut, Muttergottesmantel, Mutterkraut, Neunlappenkraut, Perlkraut, Regendächle, Silbermantel, Sinau, Sintau, Taublatt, Taubecher, Ohmkraut, Weiberkittel, Wundwurz

**Vorkommen**
Europa, Asien und Afrika

**Standort**
Wiesen, lichte Wälder, Gebüsche

## Botanische Beschreibung

In Europa ist beinahe ein Drittel der etwa 1000 Arten des Frauenmantels heimisch. Außerhalb der Botanik spielt dieser Artenreichtum aber kaum eine Rolle, da der Volksmund aufgrund eines augenfälligen Unterscheidungskriteriums einfach in zwei Arten unterteilt – den behaarten „Silbermantel“ und den kahlblättrigen „Frauenmantel“.

Ob behaart oder unbehaart, der Frauenmantel ist ausdauernd krautig bis strauchförmig und wird bis zu 30 Zentimeter groß. Insgesamt hat er ein zartes Erscheinungsbild. Im Frühjahr treibt der Frauenmantel mehrere Stängel aus, an denen gefaltete Blätter wachsen. Fächern sie sich zur vollen Größe auf, zeigen sie eine eher runde Form und sind kelchartig gelappt (sieben bis elf Lappen). In ihrer Mitte sammeln sich nachts Guttationstropfen (pflanzeneigene Flüssigkeit in Tropfenform). Oft als Morgentau angesehen, sind sie ein wichtiges Erkennungsmerkmal des Frauenmantels.

Ebenfalls aus der Mitte mancher Blätter wachsen Blütenstände. Ab Mai bilden sich dort kleine, grüngelbe Blüten zu doldigen Rispen heran. Die im Grunde eher unscheinbaren Blüten beeindrucken durch einen honigähnlichen Duft. Mit seiner Blüte beginnt auch die Erntezeit. Von Mai bis August wird das blühende Kraut gesammelt und anschließend für die Teezubereitung an einem luftigen Ort getrocknet. Sammelzeit für die Wurzel ist Herbst oder Frühjahr.

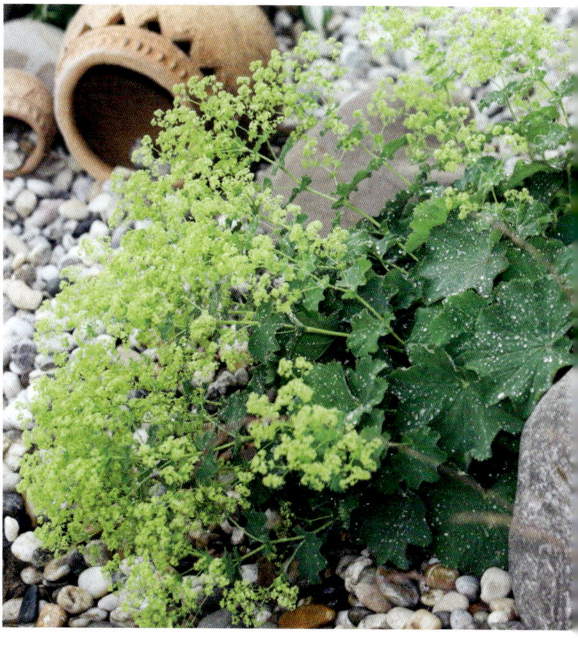

## Mythologische Bedeutung

Da der Frauenmantel erst relativ spät als Heilmittel genutzt wurde (siehe „Bedeutung in der Heilkunde"), blieb er weitgehend unbesetzt von heidnischen Symbolgehalten. In diesem Sinne unbelastet, war er umso geeigneter, um ihn mit christlicher Symbolik aufzuladen. Durch den Vergleich des reich gefalteten Blattes der Pflanze mit

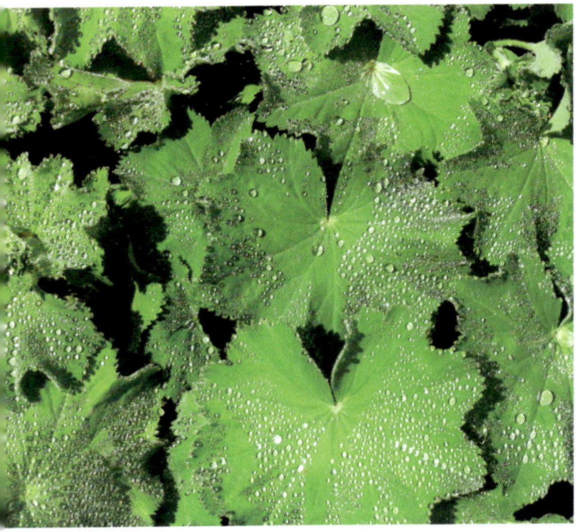

dem in Falten herabfallenden Mantel der Gottesmutter in mittelalterlichen Darstellungen wurde aus dem Frauenmantel ein „Muttergottesmantel".

Auch die morgendlichen Guttationstropfen waren ein Sinnbild der Reinheit und fügten sich trefflich in das Bild des „Mutterkrauts" (Mutter Gottes) beziehungsweise „Marienkrauts". Entsprechend zog das durch die Blattporen ausgeschwitzte, „geläuterte" Wasser junge Mädchen an, die ihre Unschuld leichtfertig aufs Spiel gesetzt hatten. Sie suchten beim „Himmelswasser" Reinigung und Läuterung. Aber auch die Alchemisten gerieten in den Bann des kostbaren „Taus". In den Morgenstunden zogen sie aus, um das „flüssige Gold" zu sammeln, und betrieben dann Experimente mit der Flüssigkeit.

Zudem fanden aufmerksame Betrachter heraus, dass die Guttationstropfen nicht nur über Nacht, sondern auch bei nahendem Regen von der Pflanze ausgeschwitzt werden. So wurde der Frauenmantel zur Wetterpflanze, die sowohl zur Prognose als auch zum Schutz eingesetzt wurde. Das „Gewittergras" zu Kränzen gebunden, fand seinen Platz an Fenstern und Türen des Hauses und schützte es vor Blitzschlag.

## Bedeutung in der Heilkunde

Zwar war der Frauenmantel den Germanen bekannt (er war der Göttin Frigg geweiht), der römischen und griechischen Antike aber scheint er unbekannt, da ihre berühmten Ärzte keine Anwendungen der Heilpflanze überliefert haben. Erst die Naturheilkunde des Mittelalters entdeckte den Frauenmantel für sich. Hildegard von Bingen heilte mit ihm Geschwüre und offene Wunden („Ohmkraut" von altdeutsch „Ohm" = Wunde). Namen wie

„Allerfrauenheil" oder „Frauenhilf" verweisen darüber hinaus auf seine immense Bedeutung als Heilpflanze gegen Frauenleiden.

In jedem Lebensabschnitt der Frau standen Kraut und Wurzel als Aufguss gereicht hilfreich zur Seite: Menstruationsbeschwerden konnten gelindert, die Durchblutung des Beckens angeregt (Hilfe bei unerfülltem Kinderwunsch), Nachblutungen der Geburt beendet, die Gebärmutter allgemein gestärkt, Entzündungen der Gebärmutter und der Eileiter begegnet sowie Beschwerden in den Wechseljahren günstig beeinflusst werden. Der Kirchenmann, Arzt und Botaniker Otto Brunfels (1485–1534) ergänzte in seinem Kräuterbuch, dem ersten deutschen Lehrbuch der systematischen Botanik überhaupt, die Wirkungen des Frauenmantels um eine äußerliche Anwendung: „Ein Tüchlein genetzt welche frau weiche Brüst hat und in die Badstub gaht und im Ausgang das naß Tüchlin überleget, so werden ihre Brüst hart und straff." Gleichfalls für Männer geeignet waren Verordnungen des Tees bei Durchfall und Magen-Darm-Infekten, Nervenschwäche und Schlafstörungen.

Es sei darauf hingewiesen, dass die moderne Medizin die Heilerfolge des Frauenmantels nicht wissenschaftlich untermauern kann. Nur in Teilaspekten wird hier und da das alte Wissen bestätigt. So wird zugestimmt, dass der hohe Anteil an Gerbstoffen sich günstig auf die Wundheilung auswirkt. Und vor allem in der Wurzel wurde natürliches Progesteron nachgewiesen, was nahelegt, den Frauenmantel bei hormonbedingten Stimmungsschwankungen einzusetzen. Hauptinhaltsstoffe sind neben den erwähnten Gerbstoffen Bitterstoffe, Phytosterin, Glykoside und ätherisches Öl.

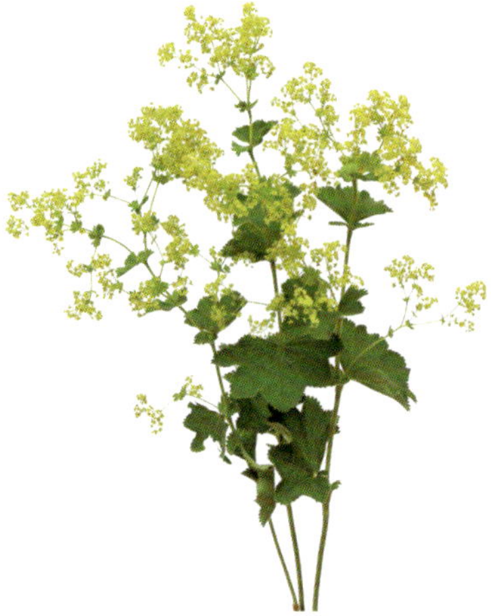

## ANWENDUNG

Gönnen Sie sich hin und wieder ein Frauenmantelbad, indem Sie einem Vollbad zwei bis drei Kannen Frauenmanteltee zugeben. Diese Menge ist ausreichend, um die Durchblutung der Haut anzuregen. Das Resultat ist eine Straffung des Gewebes und eine schöne Haut. Und wer entspannt und verschönt dem Bad entsteigt, hat noch etwas gewonnen: Zufriedenheit und Wohlgefühl.

# Wegwarte

**Wissenschaftlicher Name**
*Cichorium intybus*

**Familie**
Korbblütler *(Asteraceae)*

**Andere Namen**
Zichorie, Sonnenbraut, blaue Sonnenwende, Wegleuchte, Hundsläufte, Kaffeekraut, Hasenmilch, Hartmann, Irenhart, rauher Heinrich

**Vorkommen**
Europa, Westasien, Afrika, Amerika, Australien und Neuseeland

**Standort**
Wegränder, Ränder von Brach- und Ödland, Schotterwege und Bahndämme

## Botanische Beschreibung

Die vielen Beinamen der Wegwarte beschreiben die Pflanze zumeist trefflich. So verweist ihr Name „Hasenmilch“ auf die stark milchsafthaltige Pfahlwurzel. Der rauhaarige, bis zu 1,5 Meter hohe Stängel der Wegwarte wächst sparrig-ästig und ist dabei nur spärlich mit kleinen Blättern besetzt. Wer es einmal versucht hat, wird wissen, wie schwer der aufragende Stängel zu brechen ist. Namen wie „Hartmann“, „Irenhart“ und „rauher Heinrich“ nehmen Bezug auf diese abweisenden Eigenschaften der Wegwarte. Die größeren, am unteren Stängel aus einer Rosette wachsenden Blätter sind unterseits ebenfalls stark behaart. Buchtig gezähnt und spitz zulaufend erinnern sie an die Blätter des Löwenzahns.

Solch poetische Namen wie „blaue Sonnenwende“ und „Sonnenbraut“ verdankt die krautige Pflanze allein ihren himmelblauen, am Ende gezähnten Zungenblüten. Diese öffnen sich erst vormittags und wenden sich dann stets der Sonne zu. Ihr Himmelblau ist so farbintensiv, dass es gern als „lichtblau“ bezeichnet wird und der Pflanze schließlich den Namen „Wegleuchte“ einbrachte. Die Blüte dauert von Juni bis September. Gesammelt werden Kraut und Blüten zur Blütezeit. Die tiefreichenden, teils bis zu einem halben Kilo schweren Pfahlwurzeln werden erst ab September, nach Abschluss der Blüte, geerntet.

## Mythologische Bedeutung

Der Wegwarte wurden bereits im Altertum mystische Eigenschaften zugeschrieben. Vor allem aber die Quellen des Mittelalters belegen die Zauberkraft der Pflanze. Paracelsus überliefert, dass die dem Sonnenlauf folgenden Blüten verwunschene Menschen seien und sich die Wurzel der Wegwarte nach sieben Jahren in einen Vogel verwandeln würde. Ein mittelalterlicher Mythos spricht ebenfalls von der Wunderkraft der Wurzel: Gräbt man sie am Peterstag um zwei Uhr mittags mit einem Hirschgeweih aus, so könne man sich mit der Wurzel das Herz desjenigen gewogen machen, den man damit berühre. In den Kontext des Liebeszaubers gehört auch folgende, allerdings Jungfrauen vorbehaltene Anwendung: Legt sich ein unberührtes Mädchen eine Wegwarte unter das Kopfkissen, so erscheint ihr im Traum der Mann, den sie heiraten wird.

Die bekannteste Legende der Wegwarte machte diese sogar zum Sinnbild des vergeblichen Wartens. Ein Mädchen blickte ihrem Verlobten weinend nach, als dieser in den Krieg ziehen musste. Tag für Tag lief sie fortan zum Weg und sah suchend in die Weite der Landschaft. Doch ihr Verlobter kehrte nicht heim. Er war im Krieg gefallen. Die Leute, die das Mädchen bedauerten, sprachen ihr schließlich zu, sie solle ihr Warten aufgeben und sich einem anderen versprechen. Doch das Mädchen erwiderte: „Eh' ich lass das Weinen stehn, will ich lieber auf die Wegscheit gehn, eine Feldblum' dort zu werden." Sieben Jahre vergingen, bis sich die vergeblich Wartende schließlich restlos ausgezehrt in eine blaue Blume, die „Wegwarte" verwandelte.

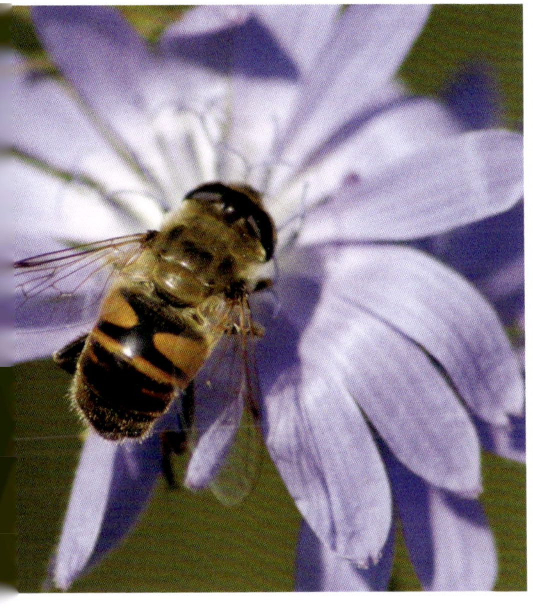

Und auch wenn die zur Blume gewordene Braut bis heute vergeblich auf die Rückkehr ihres Geliebten wartet, so vermag sie doch die Geschicke anderer liebender Mädchen zum Guten zu wenden. Folgender schöner Spruch ist aufzusagen, wenn man die Knospen der Wegwarte bricht:

**„O Wegwart an des Pfades Rand,
Es pflückt ums Glück dich meine Hand,
Schenk mir den Liebsten, Wegwart,
Auf den du hast umsonst geharrt!"**

Öffnen sich die Knospen, die in ein Tuch gehüllt ins Mieder gesteckt werden, so wird sich Ersehntes erfüllen.

## Bedeutung in der Heilkunde

Die Wegwarte wirkt als Naturheilmittel bei zahlreichen Beschwerden. Dabei finden alle Teile der Pflanze Anwendung. Der aus den Blüten frisch gepresste Saft etwa mildert Leber-, Gallen- und Magenleiden. Ein aus Kraut und Wurzel zubereiteter Tee wirkt anregend auf Appetit, Harnfluss und Verdauung. Aufgrund des hohen Inulingehalts ist die Wurzel ebenfalls zur Nahrungsergänzung für Diabetiker geeignet. Als „Chicoy" ist die Wegwarte die Nr. 8 der Bachblüten.

Ein heilender Tee lässt sich aus etwa 2 Gramm getrockneten Wegwartenblättern zubereiten, die mit 150 Milliliter kochendem Wasser übergossen werden. Der Tee sollte zehn Minuten ziehen und dann abgeseiht werden.

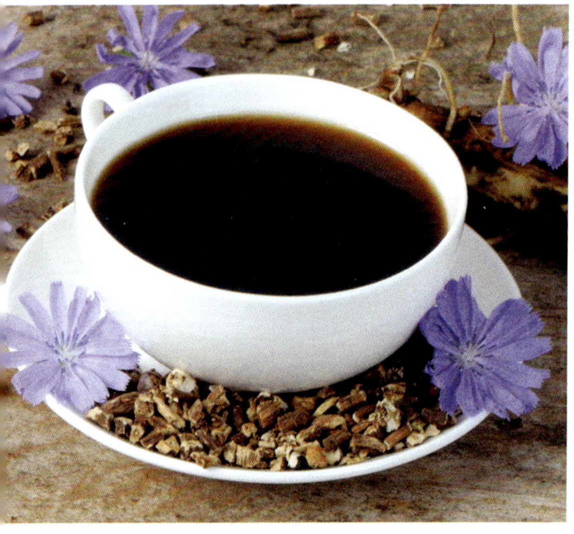

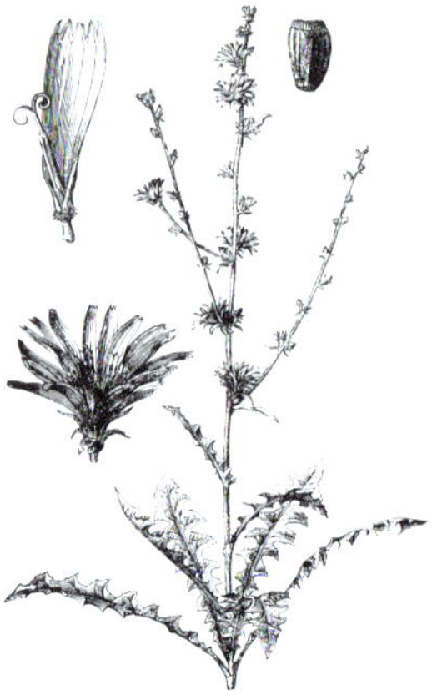

Gegen Appetitlosigkeit wird eine Tasse eine halbe Stunde vor der Mahlzeit getrunken. Bei Verdauungsbeschwerden wiederum wird der Tee erst nach der Mahlzeit gereicht.

Die Pflanze sollte nicht bei bekannter Überempfindlichkeit gegenüber Korbblütlern angewendet werden. Hauptwirksame Inhaltsstoffe der Wegwarte sind neben dem bereits angesprochenen Kohlenhydrat Inulin Vitamine und Mineralstoffe sowie der Bitterstoff Lactucopikrin.

## ANWENDUNG

„Muckefuck“ ist eine umgangssprachliche, vor allem im Rheinisch-Westfälischen gebräuchliche Bezeichnung für Zichorienkaffee. Der Begriff ist die Eindeutschung des französischen „Mocca faux“ (französisch für „falscher Kaffee“) und war in Zeiten des Kaffeemangels sehr begehrt. Heute liegt der Kaffeeersatz erneut im Trend. Die Naturkostbewegung hat ihn als die gesündere Variante des Kaffeegenusses proklamiert, denn Zichorienkaffee ist koffeinfrei und verdauungsfördernd. Zur Herstellung schneidet man die Wurzel in kleine Stücke und trocknet sie. Ohne Fettzugabe werden die Wurzelstücke am besten im Ofen geröstet. Anschließend können sie gemahlen und wie Bohnenkaffee aufgebrüht werden.

# Schöllkraut

## Botanische Beschreibung

Das Schöllkraut erwächst einem kräftigen rotbraunen Wurzelstock, der einen gelb-orangenen Milchsaft enthält. Der ebenfalls milchsaftführende, behaarte Stängel wird bis zu 70 Zentimeter hoch. Bricht man ihn, tritt die Flüssigkeit aus. Die weichen, mattgrünen Blätter sind gestielt und wechselständig. Oberseits mit einem dünnen, wasserabweisenden Wachsfilm versehen, ist ihr Grün eher stumpf. Die Unterseite der Blätter ist behaart und farblich heller als die Oberseite. Die Blätter sind buchtig eingekerbt.

An den Spitzen der Stängel entwickeln sich etwa zwei Zentimeter große, gelbe Blüten. Da sich immer neue Blüten bilden, ist die Blütezeit insgesamt relativ lang. Sie dauert von Mai bis Oktober. Ein wichtiges Erkennungsmerkmal sind die vier Kronblätter der Blüten. Die länglichen, dünnen Schoten (zweiklapprige Kapselfrüchte), die den Blüten folgen, sind etwa fünf Zentimeter lang und enthalten zahlreiche schwarze Samen. Achtung: Der bei Verletzung der Pflanze austretende gelb-orangene Milchsaft ist tiergiftig und wirkt auch beim Menschen in zu hoher Dosierung giftig.

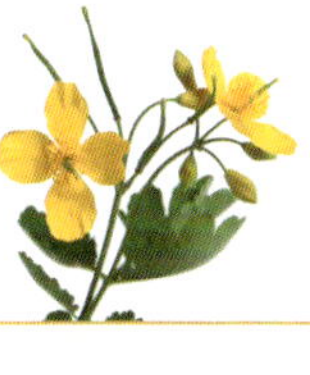

**Wissenschaftlicher Name**
*Chelidonium majus*

**Familie**
Mohngewächse *(Papaveraceae)*

**Andere Namen**
Goldkraut, Goldwurz, Augenkraut, Bockskraut, Gilbkraut, Goldkraut, Gottesgabe, Herrgottsblatt, Herrgottsgnade, Himmelsgabe, Krätzenkraut, Schwalbenkraut, Schwalbenwurz, Teufelsmilchkraut, Trudenmilchkraut, Warzenkraut

**Vorkommen**
Europa, Mittelasien

**Standort**
an Mauern, Wegen, Schuttplätzen und Waldrändern

## Mythologische Bedeutung

Der griechische Arzt Dioskurides stellte folgende Beobachtung an: Das Heilkraut erblühte beim Eintreffen der Schwalben und beendete sein Blüte beim Wegzug der Vögel. Die Schwalben ihrerseits bestrichen die noch blinden Augen ihrer Jungen mit dem Milchsaft der Pflanze. So wurde die

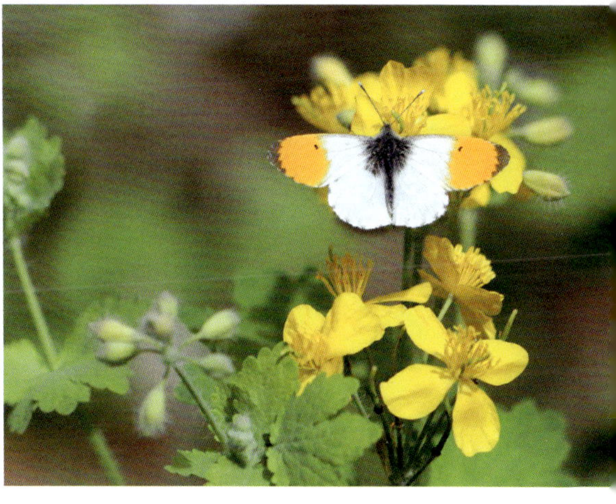

Pflanze zum „Schwalbenkraut" (aus dem griechischen Wort „chelidon" für Schwalbe leitet sich der lateinische und botanische Name „chelidonium" ab). Das Mittelalter wiederum prägte die Namen „Goldkraut" und „Goldwurz" für das gelb blühende Kraut. Denn seine Alchemisten glaubten, das Kraut könne dabei helfen, unedle Metalle in Gold zu verwandeln. Der lateinische Name „chelidonium" wurde unter diesem Gesichtspunkt zu „caeli donum" („Himmelsgabe") uminterpretiert.

Paradiesische Zustände transportiert auch der Symbolwert der Pflanze. Das Schöllkraut versinnbildlicht das Einssein mit sich selbst, ein ausgeglichenes Leben und Friedfertigkeit. Es hieß, wer Schöllkraut bei sich trage, könne jeden Streit schlichten. Ein Amulett mit der Pflanze beruhige selbst aufbrausende und angriffslustige Menschen, da es Leber und Galle reguliere. Bei Albertus Magnus (um 1200–1280) findet sich der Hinweis darauf, dass dem Kraut auch kraftspendende, zielführende Eigenschaften zugesprochen wurden. Ein in Schöllkraut eingewickeltes Maulwurfherz verhelfe demnach seinem Träger zum Sieg über jeden Feind. Auch stand das giftige Kraut im Ruf, Hexen abwehren zu können. Seine „Teufelsmilch" war Bestandteil von Zauberei abwehrenden Hexensalben.

## Bedeutung in der Heilkunde

Bereits in der Antike galt das Schöllkraut als starke Heilpflanze für Leber und Galle. So verordnete der Arzt Dioskurides das gelb blühende Kraut mit dem gelben Milchsaft gegen Gelbsucht. Doch während Dioskurides das Kraut mit Anis in Wein gesotten verabreichte, verschrieben andere das Kraut mit einigem Zauber. So goss man etwa den Urin des an Gelbsucht Erkrankten an drei Freitagen vor Sonnenaufgang an das Schöllkraut, während man sprach: „Schöllkraut, ich tränke dich, / Gelbsucht, ich senke dich in den Boden." Eine erfolgreiche Behandlung von Leberschwellung durch das Schöllkraut ist übrigens auf ganz besondere Weise dokumentiert: Der deutsche Maler Albrecht Dürer (1471–1528) malte ein Bild der Heilpflanze (heute in der Albertina in Wien), nachdem ihn das Schöllkraut von seinen Leiden befreit hatte. Aus dem 15. Jahrhundert ist ferner eine Schöllkrautrezeptur gegen kaltes Fieber bekannt. Doch ist die Anwendung wiederum mehr magisch als volksmedizinisch, da der Fiebernde das Schöllkraut an drei aufeinanderfolgenden Tagen vor Sonnenaufgang im Schuh zu tragen hatte.

Beim Einsatz des leicht ätzenden gelben Milchsafts gegen Warzen („Warzenkraut") sind überlieferte Rezepte mit einigem Hokuspokus versehen. Demnach musste das Schöllkraut bei abnehmendem Mond auf einem

Kirchhof gepflückt werden. Betupft wurde die Warze dann während einer Beerdigung. Auch heute wird immer wieder von der Effektivität der Warzenbehandlung mit dem Milchsaft des Schöllkrauts berichtet. Und tatsächlich lässt die Anwendung – unabhängig von Zeit und Ort – Warzen langsam austrocknen. (Wer nicht selbst sammelt, kann Tinktur oder Urtinktur des Schöllkraut verwenden.) Ebenfalls seit jeher bekannt ist die krampflösende Eigenschaft des Schöllkrauts, was durch seine Verwandtschaft mit dem Schlafmohn naheliegend ist.
Hauptinhaltsstoffe sind neben den vielen Alkaloiden Flavone und Bitterstoffe. Das Alkaloid Chelidonin steigert, wie nachgewiesen wurde, die Gallenproduktion.

Da das gesammelte Kraut seine Toxizität im Trocknungsprozess verliert, gilt der Genuss des Tees (in normalen Mengen) als unbedenklich. Der Milchsaft sollte hingegen nur in niedrigsten Dosen verwendet werden. Seine äußerliche Anwendung, auch in Salbenprodukten, kann hautreizend sein.

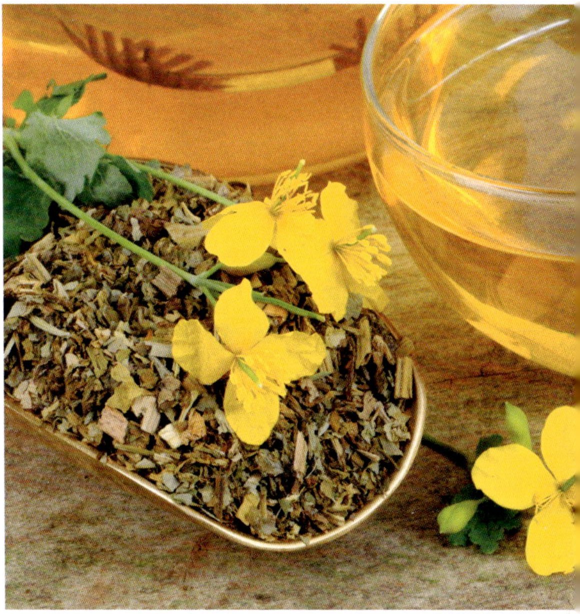

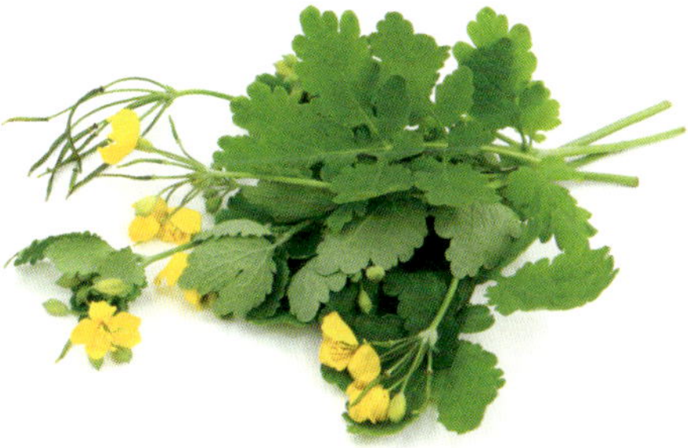

## ANWENDUNG

Für einen ausgleichenden Schöllkrauttee übergießen Sie einen Esslöffel getrocknete Schöllkrautblätter mit heißem, nicht mit kochendem Wasser. Den Tee zehn Minuten ziehen lassen und schluckweise über den Tag verteilt trinken. Getrocknete Schöllkrautblätter können auch als bittere, „ausgleichende" Geschmacksnote Salaten, Suppen oder Soßen beigegeben werden.

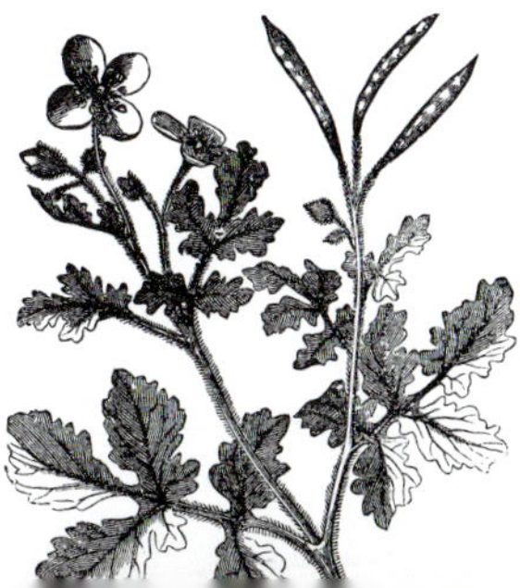

# Gemeine Hasel

**Wissenschaftlicher Name**
*Corylus avellana*

**Familie**
Birkengewächse *(Betulaceae)*

**Andere Namen**
Haselstrauch, Haselnussstrauch

**Vorkommen**
Europa, Kleinasien, Kaukasus

**Standort**
in lichten Wäldern, an Waldrändern und Feldhecken

## Botanische Beschreibung

Der Haselstrauch ist ein sommergrüner Strauch, der bis zu fünf Meter hoch werden kann. Seine essbaren Früchte, die Haselnüsse, dienen den Menschen schon seit Jahrtausenden als Nahrungsquelle. Der Großteil der im Handel erhältlichen Haselnüsse stammt jedoch von der nahe verwandten Lambertshasel *(Corylus maxima)*.

Als Lichtpflanze verträgt der Haselstrauch aber auch mäßigen Schatten. Wird er zum Baum, kann er Wuchshöhen von bis zu zehn Metern erreichen. Der Durchmesser des Stammes beläuft sich in der Regel auf bis zu 20 Zentimeter. Ein Haselstrauch kann bis zu 100 Jahre alt werden. Die Form der Blätter ist rundlich bis verkehrt eiförmig mit einen kurzen Spitze. Dort, wo das Blatt in den Stiel übergeht, ist es oft unsymmetrisch und hat die Form eines Herzens. Jede Pflanze trägt weibliche und männliche Blütenstände. Die männlichen sind an der Kätzchenform gut zu erkennen, während die weiblichen von einer Knospe eingeschlossen sind. Die Blütezeit ist Februar und März noch vor dem Laubaustrieb.

Mit etwa zehn Jahren trägt ein Strauch zum ersten Mal Früchte. Der Samen enthält rund 60 Prozent fettes Öl; schon 100 Gramm kommen auf eine stattliche Energiebilanz von bis zu 2700 Kilojoule. Sie sind daher ein beliebtes Futter für Nagetiere wie Eichhörnchen und Mäuse, aber auch für Vögel, die für die Ausbreitung der Hasel sorgen.

Der Beiname *avellana* bezieht sich auf die antike italienische Stadt Abella, heute Avella, am Fuße des Vesuv. Die Region ist für den Ausbau von Haselnüssen schon seit der Antike bekannt.

Die Nüsse werden in der Regel im September und Oktober geerntet und sind reich an lebenswichtigen B-Vitaminen und Spurenelementen wie Calcium, Eisen, Phosphor und Kalium.

## Mythologische Bedeutung

Der Haselstrauch besitzt nicht nur eine uralte Tradition als Nutzpflanze für Mensch und Tier, sondern ist auch eine bekannte Zauberpflanze, die in Märchen und Sagen an vielen Stellen erwähnt wird. Vielfach wurde sie als „Frau Hasel“ angesprochen und verehrt. Der Baum war den Germanen so heilig, dass er nicht gefällt werden durfte. Weil er so früh blüht, galt er als Bote des Frühlings und wurde zum Sinnbild der ewigen Erneuerung des Lebens. Und weil die Nüsse oft paarweise auftauchen, sah man in der Hasel auch den Baum des ehelichen Glücks.

Überhaupt sind die Anspielungen auf die sexuelle Kraft der Hasel in zahlreichen Aussprüchen überliefert. So sagte man zum Beispiel: „Viel Hasel, viel Bengel“ oder „Miteinander in die Hasel gehen“. In einigen Gegenden schenkte man der Braut zur Hochzeit als Fruchtbarkeitssegen einen Korb voller Haselnüsse oder bewarf das Brautpaar mit den Früchten. Kinderlosigkeit sollte ein Ende haben, wenn man Hasellaub über das Ehebett hängte. Und war eine Frau schließlich guter Hoffnung, trug sie als vornehme Andeutung ihres Zustands einen Haselzweig mit Nüssen bei sich. In der Nacht auf den ersten Mai, der Walpurgisnacht, dem alten keltischen Beltane-Fest, stellte man seiner Angebeteten einen Haselzweig vors Fenster.

Doch noch bekannter ist die bösen Zauber abwehrende Macht des Hasels. Die Germanen steckten Stäbe aus Hasel um die Saatfelder und Gerichtsplätze als Zeichen, dass nichts Böses hier eintreten durfte. Gerade vor der sogenannten Wilden Jagd, dem durch die Lüfte rauschenden Geisterheer, sollten die Haselstecken schützen. Wer einen Haselstock bei sich führte, der konnte ungefährdet selbst verrufene Orte passieren, denn er war behütet. Mit einer Haselrute schlug man auch

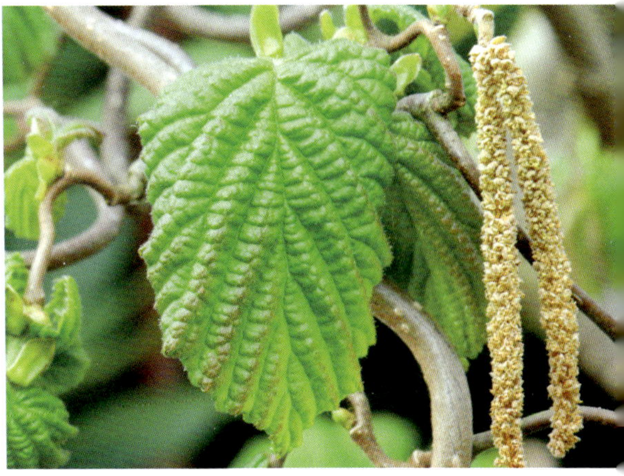

nach vermeintlichen Hexen, denn man glaubte, dass sie dadurch besser gebunden wären als mit Ketten und Fesseln. Die Haselgerten dienten zudem dazu, verhextes Vieh zu berühren und so vom Schadenszauber zu befreien. Wenn der Verdacht bestand, dass Hexen die Milch der Bauern stahlen oder verhexten, band man zwei Haselstecken zu einem Kreuz, ritzte ein paar magische Zeichen hinein und beträufelte es mit dem Wachs der Osterkerze. Wenn dann ein weißes Tuch darüber gelegt und die verhexte Milch durch dieses Tuch geseiht wurde, war die Macht der Hexen gebrochen.

Eine eigenartige Beziehung existiert zwischen Blitzen und der Hasel. Sie soll einerseits Blitzschlag verhindern, andererseits war der Haselstrauch dem Donnergott Donar heilig. In der christlichen Vorstellung war die vor einem Gewitter schützende Kraft der Hasel dadurch erklärt, dass Maria mit dem Jesuskind

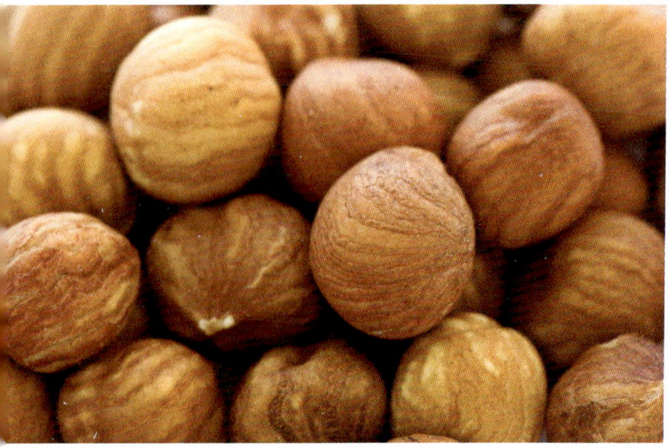

auf der Flucht nach Ägypten unter einem Haselstrauch Zuflucht suchte, als ein heftiges Gewitter aufzog.

Und schließlich heißt es, dass eine Haselrute verborgene Schätze anzeigen könne. Deshalb verwenden viele Wünschelrutengänger auch heute gern einen Gabelzweig des Haselnussstrauchs.

## Bedeutung in der Heilkunde

Natürlich schätzte man die kalorienreichen Nüsse schon sehr früh als kraftvolles Nahrungsmittel. Funde belegen, dass bereits die Menschen der Steinzeit die begehren Früchte sammelten und verzehrten. In der Antike wurde der Hasel dann auch zu medizinischen Zwecken eingesetzt, zum Beispiel bei Impotenz und gegen Hustenreiz. Als probates Haarwuchsmittel vermischte man Bärenfett mit zerstoßenen Haselnüssen und rieb sich damit die Kopfhaut ein. Der Tee aus den Blättern ist schweißtreibend und entlastet die Nieren. Es wird auch berichtet, dass er Schmerzen bei Nierenkoliken lindern könne. In der Naturheilkunde benutzte man jedoch nicht nur die Blätter und die Nüsse, sondern auch die Kätzchen und die Rinde junger Triebe. Letztere wurden zur Fiebersenkung eingesetzt.

Bekannt ist zudem die zusammenziehende und blutreinigende Wirkung der Hasel. Innerlich als Tee und äußerlich als Waschung oder Auflage dienen die Blätter außerdem zur Linderung von Haut- und Schleimhautentzündungen, Durchfall, Hämorrhoiden und Venenerkrankungen. Nicht zuletzt hilft der Verzehr von Haselnüssen bei Sodbrennen. Etwas skurril muten Verfahren an, bei denen man die Heilung eines Menschen durch die Zauberkraft der Hasel beschleunigen wollte. Dazu sammelte man Finger-, Fußnägel und Haare des Erkrankten und stopfte sie in ein in den Haselstrauch gebohrtes Loch, das man sorgfältig verschloss. Wenn dies unter einem günstigen Stern geschah, übertrug sich die Krankheit auf den Baum.

## ANWENDUNG

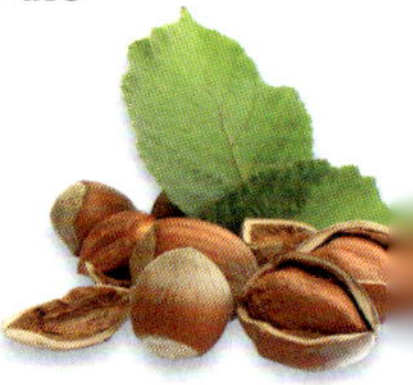

Als Frühjahrskur eignet sich der Haselblättertee besonders gut. Übergießen Sie ein bis zwei Teelöffel Blätter mit siedendem Wasser und seihen Sie den Tee nach zehn Minuten ab. Am besten trinken Sie täglich zwei bis drei Tassen.

# Gundermann

**Wissenschaftlicher Name**
*Glechoma hederacea*

**Familie**
Lippenblütler *(Lamiaceae)*

**Andere Namen**
Gundelrebe, Blauhuder, Erdefeu, Guck durch den Zaun, Donnerrebe, Kunkelreb, Kummerrdal, Soldatenpetersilie, Stinkender Absatz

**Vorkommen**
Europa, Asien, Nordamerika

**Standort**
an Waldsäumen, Hecken und Auengebüschen sowie auf Wirtschaftswiesen, in Gärten und Parks

## Botanische Beschreibung

Der Gundermann ist eine wintergrünes, ausdauerndes Kraut, dessen nichtblühende Sprossachsen als Ausläufer am Boden kriechen (vergleiche die Namen „Kriech durch den Zaun“, „Erdefeu“) und bis zu zwei Meter lang werden. Die blütentragenden Triebe sind hingehen 10 bis 30 Zentimeter hoch und steigen nach oben, ragen zum Teil aufrecht in die Höhe. Die Laubblätter sind kreuzgegenständig angeordnet und nierenförmig bis rundlich-herzförmig, wobei der Blattrand grob gekerbt ist.

Die zwei- bis fünfblütigen Blütenstände entspringen aus den Achseln der Laubblätter. Die Blüten selbst erscheinen in der für Lippenblütler typischen, an das Bestäubungsverhalten bestimmter Insekten angepassten Form: ein blau-violetter, glockenförmiger Kelch mit einer Krone und einer mit purpurnen Flecken versehenen Unterlippe. Darin sind zwei lange und zwei kurze Staubblätter ausgebildet. Besonders Hummeln fühlen sich vom Gundermann zur Bestäubung eingeladen. Die Blüten sind in der Regel zwittrig. Die Blütezeit liegt meist zwischen April und Juli.

Der Gundermann ist weiten Teilen Europas zu Hause. Er fehlt nur auf den Balearen, Kreta, den Färöern, Island, Spitzbergen und in der Türkei. In Mitteleuropa ist er sehr häufig zu finden. Der Gundermann kommt bevorzugt auf feuchten, schweren, fruchtbaren sowie kalkhaltigen Böden vor.

Es werden die Blätter und das Kraut verwendet. Die wichtigsten Inhaltsstoffe sind Bitterstoffe, Gerbstoffe und ätherische Öle.

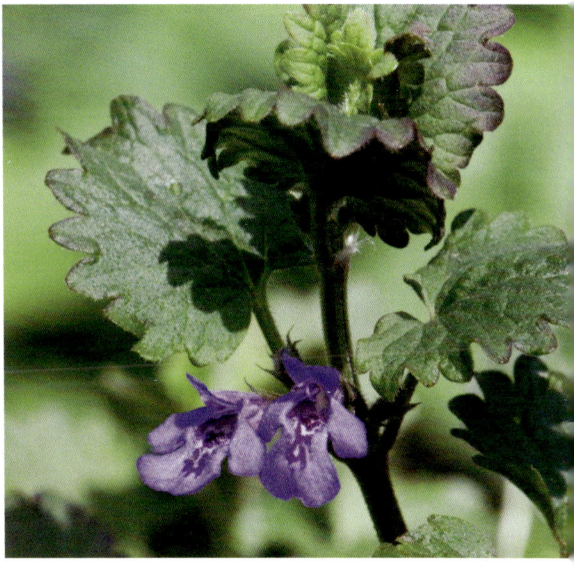

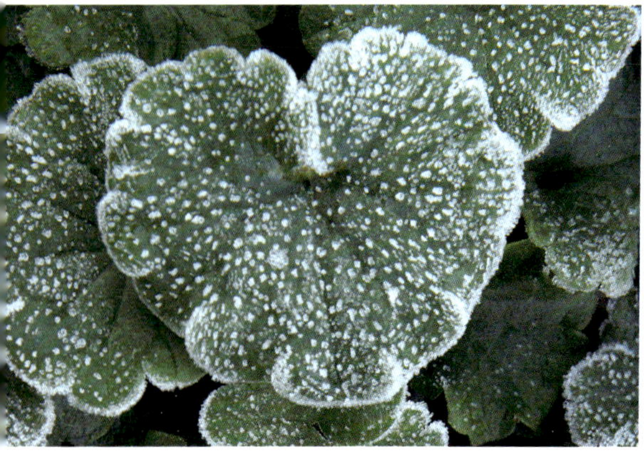

## Mythologische Bedeutung

Berühmt ist der Gundermann vor allem wegen seiner – positiven – Zauberkraft. Das liegt daran, dass seine blauen Blüten dem Himmelsgott Donar heilig waren. Und so wie Donar die Menschen beschützte, so sollte der Gundermann alle bösen Geister fernhalten. Trug man einen Kranz aus Gundermann im Haar, wenn man zur Walpurgisnacht in die Kirche ging, konnte man erkennen, wer eine Hexe ist. Diese erschienen dann mit einem Milcheimer auf dem Kopf oder auf einem Feuerhaken reitend.

In der berüchtigten Walpurgisnacht, wenn die Hexen durch die Lüfte zu ihrem Versammlungsplatz auf dem Blocksberg reiten, musste man Gundelreben zudem über der Haus- und Stalltüre anbringen. In christlicher Zeit wurde dieser Brauch noch dadurch verfeinert, dass der Bauer mit Kreide drei weiße Kreuze daruntersetzte und dazu sprach: „Das Blut Jesu Christi macht uns rein von allen Sünden. Amen."

Immer wieder, so die Vorstellung, gingen Hexen herum und verhexten die Kühe, damit diese keine Milch geben. Auch hier wurde Gundermann eingesetzt. Man wand drei Kränze aus der Pflanze um den Euter, molk die Kuh drei Mal von hinten durch die Füße und gab ihr die drei Kränze schließlich zu fressen. Dabei mussten diese Worte gesprochen werden: „Kuh, da geb ich dir die Gundelreben, dass du mir die Milch sollst wiedergeben!"

Gundermann war auch Teil des Gründonnerstagsgemüses, in das nur kraftspendende Pflanzen kamen, und zwar neun an der Zahl, wovon sich der Ausruf „Ach du grüne Neune!" ableitet. Bereits bei den Kelten und Germanen war eine solche Suppe aus neun Kräutern bekannt, die dem Körper nach der langen Winterzeit wieder Kraft geben sollte. Tatsächlich hat die Kräutersuppe eine entschlackende und immunstärkende Wirkung. Im Mittelalter übernahmen die Christen diesen Brauch, fügten aber eine weitere Bedeutungsebene hinzu: So soll die leicht bitter schmeckende Suppe während der Karwoche an die Leiden Christi erinnern.

## Bedeutung in der Heilkunde

Der Gundermann ist eine sehr alte Heilpflanze und wurde als solche schon von den Germanen verehrt. Das verrät bereits sein Name, der sich der Sage nach von der wundertätigen Walküre Gumir, althochdeutsch Gunda, herleiten soll. Eine andere Deutung geht davon aus, dass im Namen der Pflanze das Wort „Gund“ steckt, das soviel wie „Eiter, Geschwür“ bedeutet. Es weist auf den Gebrauch der Pflanze als Wundkraut hin.

Seinen Ruf als Heilmittel erwarb sich der Gundermann vor allen in der Zeit des Schwarzen Todes. Wie die Bibernelle kam er bei der Behandlung der schwärenden Pestbeulen zum Einsatz. Auch gegen Mundfäule wurde der Gundermann eingesetzt, allerdings nicht nur direkt: Es sollte bereits genügen, sich fünf oder sieben Blätter in einem ungebleichten Tuch um den Hals zu hängen.

Hildegard von Bingen schätzte die Gundelrebe ebenfalls und setzte sie gegen Geschlechtskrankheiten ein, indem sie ein Bad mit dem hormonhaltigen Menstruationsblut verschrieb, dem Odermenning gegen Hautleiden, Ysop gegen eitrige Wunden und Gundermann zur Wundheilung beigesetzt waren. Im Kräuterbuch des Jakob Dietrich, genannt Tabernaemontanus, lesen wir zudem, dass der Saft der Gundelrebe das Gehör schärfen könne. Andere Anwendungsgebiete waren Herzkrankheiten, Gelbsucht, Magenschmerzen. Auch zur allgemeinen Blutreinigung wurde der Gundermann eingesetzt und erleichterte Frauen die Menstruation. Der Tee aus den Blättern soll zudem beim Husten mit zähem Schleim helfen.

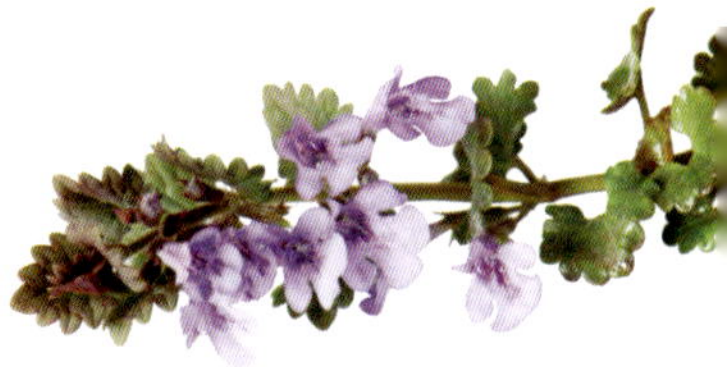

## ANWENDUNG

Die reinigende Heilkraft des Gundermanns (und anderer Heilkräuter) können Sie mit der Grüne-Neune-Suppe nutzen. Für drei bis vier Personen benötigen Sie dazu je eine Handvoll (etwa 30 Gramm) kleingeschnittene Brennnesselblätter, Bärlauchblätter, Löwenzahnblätter, Rauke, Wegerichblätter, Vogelmiere und Gierschblätter; 8 bis 10 Gundelrebenblätter; einige Gänseblümchenköpfe; zwei Esslöffel Butter; zwei fein gehackte Zwiebeln; zwei Esslöffel Weizenvollkornmehl; 125 Milliliter süße Sahne; einen Liter Gemüsebrühe sowie Pfeffer und Salz. Zubereitet wird die Suppe wie folgt: Die Kräuter waschen und fein schneiden. In der geschmolzenen Butter die fein gehackten Zwiebeln dünsten. Danach das Vollkornmehl darüber streuen und unter ständigem Rühren die Gemüsebrühe dazu gießen. Die Suppe einmal aufkochen und dann fünf Minuten köcheln lassen. Die Kräuter dazugeben und die geschlagene Sahne vorsichtig unter die Suppe heben. Zum Schluss mit Salz und Pfeffer abschmecken.

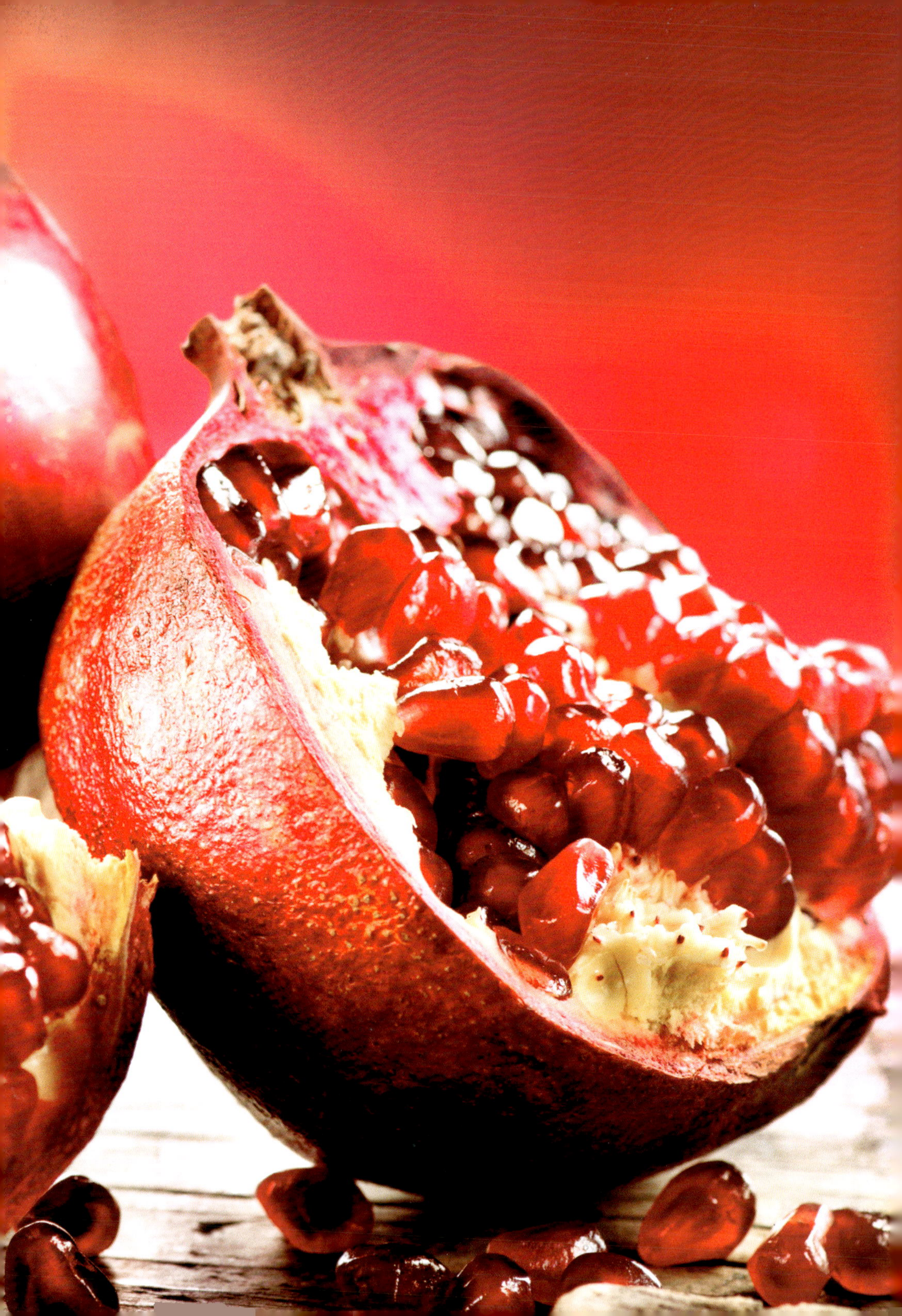

# Im Garten der Aphrodite – Pflanzen der Liebe

Dass die Liebe von Anfang an zu dem zentralen Thema der Hexenkünste gehörte, wissen wir nicht nur aus zahlreichen literarischen Beispielen, sondern auch anhand der unzähligen Rezepten, die uns von der Antike bis in die Neuzeit überliefert sind. Entsprechend stehen in diesem Kapitel pflanzliche Aphrodisiaka im Vordergrund. Einige davon sind auch heute noch Symbole für Liebe, Lust und Schönheit wie der Granatapfel oder der Lotos. Andere hingegen stellen eine Überraschung dar, sind sie doch wie die Petersilie oder der Pfeffer im Gewürzregal jeder biederen Küche zu finden. Und dass durchaus Amors Pfeil dahinterstecken könnte, wenn uns mal wieder der Hafer sticht, ist nach der Lektüre dieses Abschnitts auch kein Geheimnis mehr…

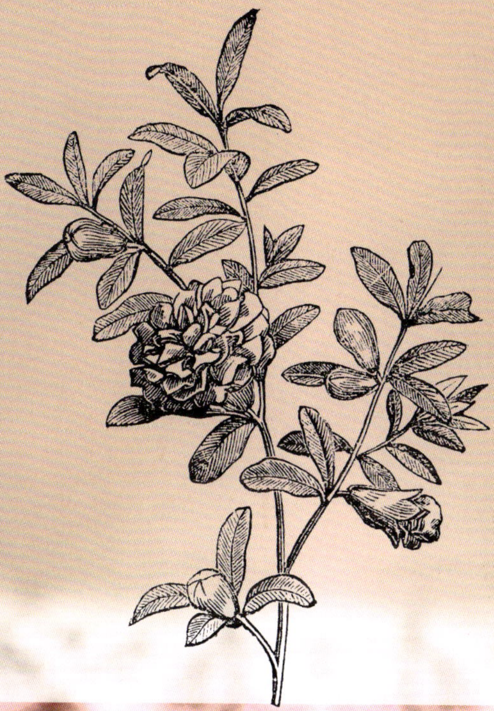

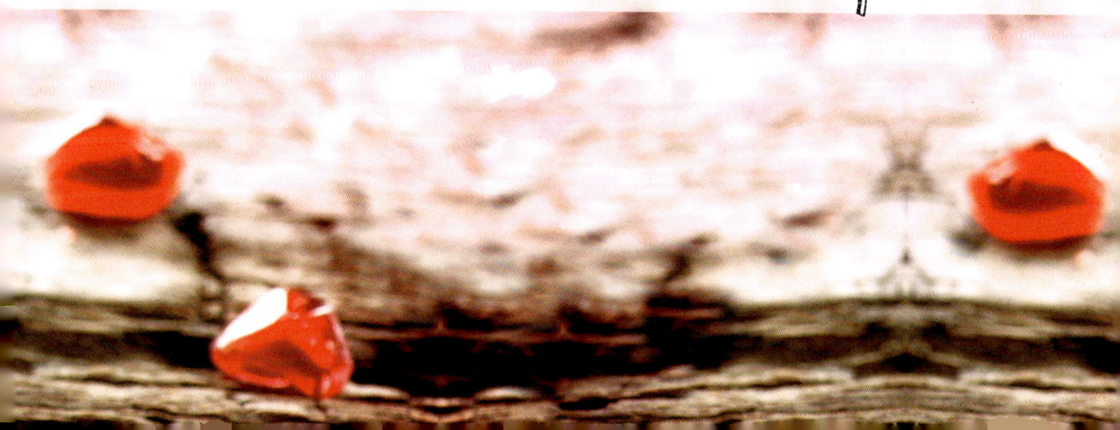

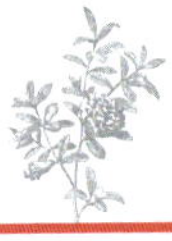

# Granatapfel

**Wissenschaftlicher Name**
*Punica granatum*

**Familie**
Weiderichgewächse *(Lythraceae)*

**Andere Namen**
Grenadine, Punica, Pomegranate

**Vorkommen**
Indien, Pakistan und Iran; erfolgreich kultiviert in West- bis Mittelasien sowie im gesamten Mittelmeerraum

**Standort**
sonnige, windgeschützte Plätze

## Botanische Beschreibung

Der sommergrüne, bis fünf Meter hohe, stark verzweigt wachsende Laubbaum kann mehrere hundert Jahre alt werden. Seine schmalen Blätter sind ledrig und glänzend. Schon die im Frühling und im Sommer wachsenden trichterförmigen Blüten sind feuerrot leuchtend. Ebenso farbstark sind seine apfelförmigen Früchte. Während sie bis zur Ernte (September bis Dezember) reifen, verändern sie ihre Farbe vom unreifen Grün über ein intensives Gelb bis zum kräftigen Orange und Rot.
Das Innere der Frucht übertrifft die Leuchtkraft der dicken Fruchtschale noch: In mehreren Kammern liegen dort, dicht an dicht, die kantigen, von scharlachrotem, saftigem Fruchtfleisch umhüllten Samen. Insgesamt enthält ein Granatapfel etwa 400 der glasig schimmernden, prallen Samen, die schon bei leichtem Druck zerplatzen und ihren roten Saft vergießen.

Übrigens: Ein Granatapfel wird nicht geschnitten, sondern auseinandergebrochen. Seine Schale wird lediglich angeritzt, um Sollbruchstellen zu erzeugen. Am besten ritzen Sie den Apfel an, als würden Sie ihn dritteln. Am oberen und unteren Ende ist die Schale der Frucht stark verdickt, sie kann hier tiefer eingeschnitten und kreisrund ausgehoben werden. Dies erleichtert das Aufbrechen der Frucht. Ist die Frucht geöffnet, werden die Häute der einzelnen Kammern vorsichtig abgezogen. Die Kerne lösen sich am besten, wenn die einzelnen Teile gegen ihre natürliche Rundung aufgebogen werden. Achtung: Spritzer des roten Safts sind stark färbend. Schützen Sie Ihre Kleidung daher mit einer Kochschürze.

## Mythologische Bedeutung

Der Granatapfel ist, wie schon die lateinische Ableitung seines Namens sagt, „granatus", also reich an Körnern. Dieser beim Anblick der geschlossenen Frucht überraschende Reichtum machte ihn zum Symbol der Fülle und Fruchtbarkeit. Seit jeher ist er deshalb eines der wesentlichen Attribute der großen Liebes- und Fruchtbarkeitsgöttinnen. Das früheste, aus Mesopotamien stammende Zeugnis ist seine Darstellung in Form von jeweils drei Früchte tragenden Granatapfelbäumen auf einer Vase aus dem 4. Jahrtausend v. Chr. – ein Fundstück aus einem der Fruchtbarkeitsgöttin

Ischtar (später Astarte) geweihten Tempel. In der griechischen Antike wird er dann zum „Apfel der Aphrodite".

Die Fülle des Granatapfels schien der alten Welt unerschöpflich, seine Fruchtbarkeit ewig. So wurde der Granatapfel etwa in China, aber auch im Orient zum Sinnbild der Unsterblichkeit. Noch heute bewirft man in arabischen Ländern Brautpaare mit Granatapfelsamen und wünscht ihnen so Fruchtbarkeit und ewige Liebe. Zum Apfel der Lust wird die Frucht durch die Zuordnung zu den großen Liebesgöttinnen, denn sie waren ewig der Liebe hingegeben. Offensichtlich wird die sexuelle Konnotation aber auch in der Vorstellung, der Granatapfel sei aus dem Blut des Dionysos entstanden. Wer also von der Frucht aß, trank das Blut des berauschten, ewig erregten Gottes. Im Hohelied der Bibel wird die Geliebte poetisch-anzüglich mit einem „Lustgarten von Granaten" verglichen.

Selbstredend ist gerade der Apfel der Aphrodite ein Aphrodisiakum. Der Genuss der Frucht ist allein ihrer Farbe und ihrer Konsistenz wegen eine Sinnenfreude. Doch kamen auch andere Teile der Pflanze zum Einsatz. In der orientalische Liebeslehre des Scheik Nefzaui (um 1500) wird der Frau, die ihre Scheide enger zu machen wünscht, ein heißes Sitzbad in gekochter Granatapfelbaumrinde empfohlen. Auch Matthiolus rät 1626 in seinem Kräuterbuch für die „heimlichen Orte"

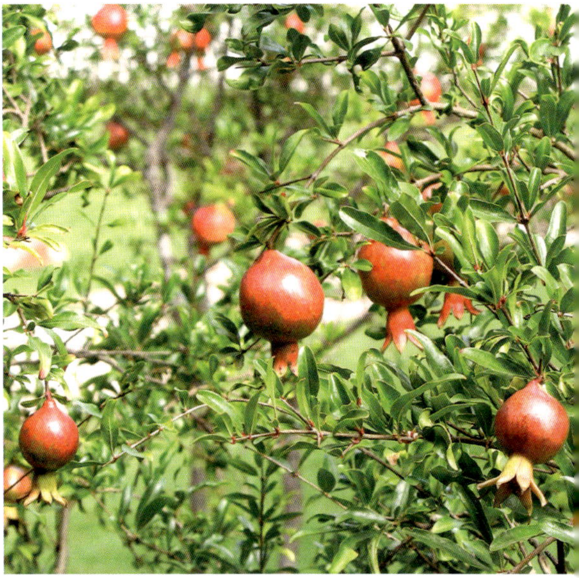

an Männern und Frauen zu einer Anwendung mit zerstoßenen Granatapfelschalen. Weit früher noch, vor etwa 4000 Jahren, benutzen Ägypterinnen zerstoßene und in Wachs gedrehte Granatapfelkerne als Scheidenzäpfchen zur Empfängnisverhütung.

## Bedeutung in der Heilkunde

In seinen Heimatländern, vor allem in Indien, wurde der Granatapfel seit Jahrtausenden als Heilmittel verwendet. Eine weitere geografische Verbreitung als Nahrungs- und Heilmittel fand er im Zuge der spanischen Kolonialisierung. Als essbar gelten allein seine Fruchtkerne und der aus der Frucht gepresste Saft (Grenadine). Allerdings kamen bis ins Mittelalter gerade die ungenießbaren Teile, nämlich Wurzel, Rinde und die (gekochte) Schale, als Mittel gegen Bandwürmer zum Einsatz. Auch heute findet die Rinde des Granatapfelbaums medizinische Verwendung.

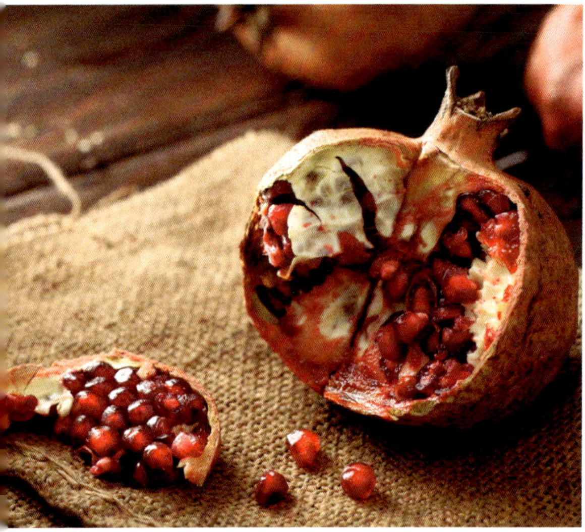

Die Zahl der natürlichen Wirkstoffe des Granatapfels ist immens. Dazu zählen Anthocyane, Flavonoide, Katechine, Gallokatechine, Polyphenole und Punicalagin, Phenol-, Ellag- und Gallagsäuren, Vitamin C und Vitamin B5, Calcium, Eisen und Kalium. Die aktuelle medizinische Forschung zeigt sich fasziniert von den Einsatzmöglichkeiten des Granatapfelbaums. Über 200 neue Studien untermauern die Heilkraft seiner zahlreichen bioaktiven Stoffe selbst bei schwerwiegendsten Krankheiten. Hierbei wird Granatapfelsaft meist als Konzentrat verabreicht.

Beachtliche Resultate konnten vor allem bei Wechseljahresbeschwerden, Erkrankungen der Gelenke und des Herz-Kreislauf-Systems, Bluthochdruck, Nierenerkrankungen, Alzheimer, Demenz, Prostata- und Brustkrebs sowie bei Aids erzielt werden. Auch als Antibiotikaersatz wird Grenadine genutzt.

Allen, die den heilkräftigen Granatapfel vorbeugend, zur Energiesteigerung, zur allgemeinen Zellregulation oder zur Stärkung ihres Immunsystems einsetzen möchten, ist der Verzehr der Frucht als Obst oder das Trinken des natürlichen, das heißt unkonzentrierten Fruchtsafts empfohlen.

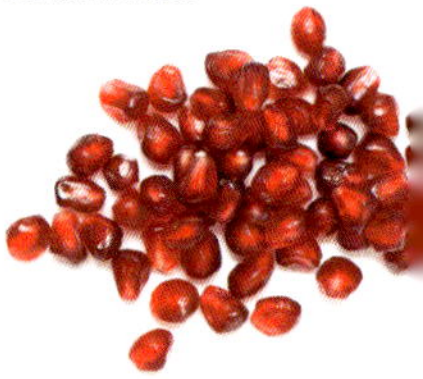

## ANWENDUNG

Ist der rote Fruchtsaft vergärt, gibt er einen hoch aromatischen Wein ab, der sich im Geschmack deutlich von Traubenweinen absetzt. Im Sommer lässt er sich gekühlt und mit einem Spritzer Zitrone gut zu leichten Speisen reichen, ist aber auch wohltemperiert als Dessertwein hervorragend geeignet. Was generell gilt, sei dem, der eine Liebesnacht mit Granatapfelwein einleiten möchte, besonders empfohlen: Halten Sie das rechte Maß!

# Lotos

**Wissenschaftlicher Name**
*Nelumbo nucifera*

**Familie**
Lotosblumengewächse
*(Nelumbonaceae)*

**Andere Namen**
indische Lotosblume, indische Seerose

**Vorkommen**
weite Teile Asiens, Nordostaustralien, Pakistan bist zum Aralsee und zum Kaspischen Meer

**Standort**
ufernah in stehenden Gewässern

## Botanische Beschreibung

Der mehrjährige Lotos ist eine Wasserpflanze, deren große schildförmige Blätter nicht, wie oft angenommen, auf der Wasseroberfläche schwimmen. Die Pflanze ist fest im Grund verwurzelt und ihre Blätter sitzen auf einem kräftigen, hohen Stengel knapp über der Wasseroberfläche auf. Die Blätter sind fein genoppt und mit Wachskristallen besetzt, sodass sie Wasser und Schmutz einfach abperlen lassen. Diese Besonderheit nennt man den „Lotoseffekt". Durch ihn bleiben die Blätter sauber und werden weder durch Pilze noch durch andere Organismen, die sich gemeinhin auf Blättern bilden, geschädigt.

Der Lotos kommt das ganze Jahr über zur Blüte. Dann treiben langstielige Knospen zwischen den Blättern empor und öffnen sich zu rosafarbenen duftenden Blüten, die einen Durchmesser von etwa 20 Zentimetern haben. Im Inneren der Blüte sitzt das gelb gefärbte Staubgefäß, das der eigentliche Träger des aromatischen Duftes ist. Nach dem Verblühen verholzen die Blüten und wandeln sich zu tellergroßen Früchten, die zahlreiche, relativ große Samen tragen.

## Mythologische Bedeutung

Ob in der Kunst, im Kunsthandwerk, als Zier unendlich vieler Asia-Artikel, nachgebildet als Lampe oder als Thron figürlicher Darstellungen indischer Gottheiten sowie auf den Covern esoterischer wie religiöser Literatur – der Lotos ist als Symbol allgegenwärtig. Ursprünglich aber ist die Lotosblume das Symbol der göttlichen Schöpfung. Mit ihr nimmt die Kosmogonie

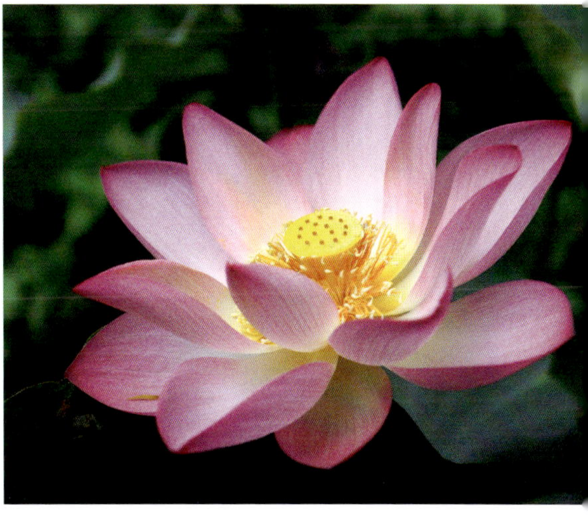

Indiens ihren Anfang, denn die Blume erwächst aus dem Nabel des Gottes Vishnu, während dieser auf einem Schlangenfloß durch das Urwasser treibt. Aus dem Lotos werden mehreren Sagen zufolge die Götter geboren. Er ist die „kosmische Vagina" und stets dem weiblichen, mütterlichen Prinzip verbunden.

In einer anderen, vornehmlich buddhistischen Betrachtungsweise ist der Lotos das Symbol für das menschliche Fortschreiten vom Anbeginn der Welt bis zur höchsten Stufe des Bewusstseins, von seinen Wurzeln im Schlamm bis zu seinem Erblühen oberhalb des Wassers. Eng damit verbunden ist auch die Versinnbildlichung der Reinheit beziehungsweise des Erblühens in Reinheit, resultierend aus dem oben beschriebenen Lotoseffekt.

Die weibliche, heilige Blume war immer auch eine Blume der Liebe, ein Symbol der Vagina, ihr Duft im sexuellen Sinn betörend. Vielschichtig ist ihre Bedeutung vor allem in China: Aufgrund ihrer Lautgleichheit werden die Worte für Liebe und Ehe mit dem Lotos in Verbindung gebracht. So ist die Lotosblüte hier auch Sinnbild einer glücklichen Ehe. Die Traditionelle chinesischen Medizin zieht wiederum gerade den Lotos heran, um das Liebesleben der Eheleute günstig zu beeinflussen. So dienen die Staubgefäße der schönen Blume als vorbeugendes Mittel gegen frühzeitige Ejakulation. Der Verzehr von Samen, Wurzel, auch Wurzelmehl des Lotos wirkt gegen sexuelle Unlust und Samenfluss ohne geschlechtliche Erregung (Spermatorrhoe).

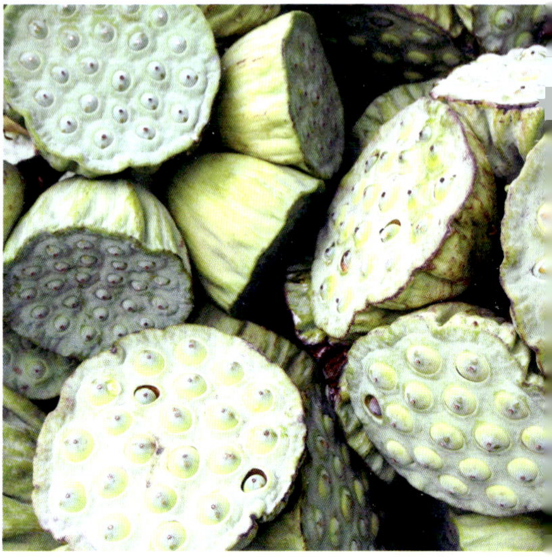

## Bedeutung in der Heilkunde

Die Lotosblume ist eine Nutzpflanze, deren Pflanzenteile allesamt essbar sind und zum größten Teil gleichzeitig als Nahrung und als Heilmittel dienen. Ihre therapeutischen Eigenschaften sind blutstillend, blutdrucksenkend, herzstärkend, potenzsteigernd, aphrodisierend, zusammenziehend (adstringierend), kühlend und allgemein kräftigend (tonisierend). Sie gehen auf die in ihnen enthaltenen Alkaloide (Armepavin, Nornuciferin, Nuciferin, Pronuciferin, Roemerin), Vitamine (hauptanteilig Vitamin C) und Spurenelemente zurück. Die naturheilkundlichen Anwendungen sind traditionell.

In der Traditionellen chinesischen Medizin (TCM) spielen die Samen des Lotos, auch Lotosnüsse genannt, eine herausragende Rolle. Sie gelten als nährendes Tonikum vor allem für das Herz, helfen bei Durchfallerkrankungen, Libidoverlust und als wunderkräftiges Verjüngungsmittel, zudem steigern sie die Konzentration. Aber auch keimende Samenkörner sind von heilmedizinischem Nutzen. Ihre Wurzeln senken den Blutdruck und helfen bei Schlaflosigkeit und quälenden Einschlafschwierigkeiten.

Die Lotoswurzel ist ebenfalls ein beliebtes Nahrungsmittel und wirkt als solches zubereitet gleichzeitig heilend im medizinischen Sinne. Ob als Salat (vor allem in China und Vietnam) oder in Sojasoße eingelegt als Beilage (vor allem in Korea), in beiden Darreichungsformen hilft sie bei Blutungen und Menstruationsproblemen und gilt speziell in China als Mittel gegen frühzeitiges Altern. Das Trinken des Wurzelsafts dient der Behandlung von Akne und Ekzemen.

Selbst die stattlichen Blätter der Lotosblume erfüllen beiderlei Zweck: Auf der körperlichen Ebene wirken sie kühlend bei Fieber und Sonnenbrand, sind aber zudem als essbare Unterlage für gebratene Speisen nicht aus der asiatischen Küche wegzudenken. Genauso häufig werden sie auch – genau wie die Stängel – als Gemüse gedünstet und als Beilage serviert.

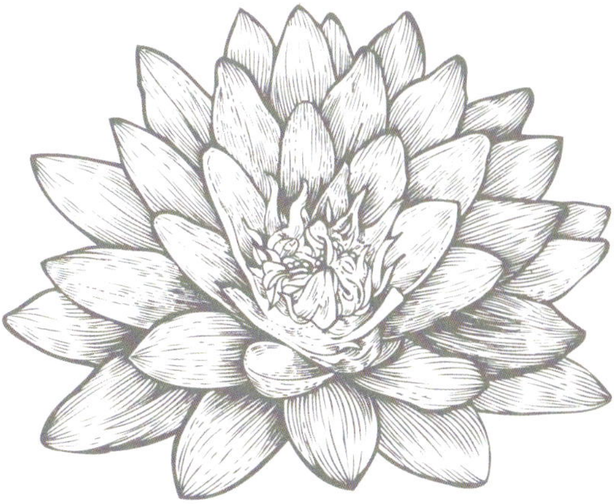

## ANWENDUNG

Getrocknete Lotosnüsse (im Handel erhältlich) lassen sich wie Hülsenfrüchte zubereiten: Sie werden vorab für einige Stunden in warmem Wasser eingeweicht. Anschließend entfernt man die bitteren grünen Keimlinge, die sich zwischen den beiden Keimblättern befinden. Nun können die Nüsse weiterverarbeitet werden. Ihrem Geschmack nach erinnern sie an Mandeln. Was läge da näher, als sie zu kandieren?

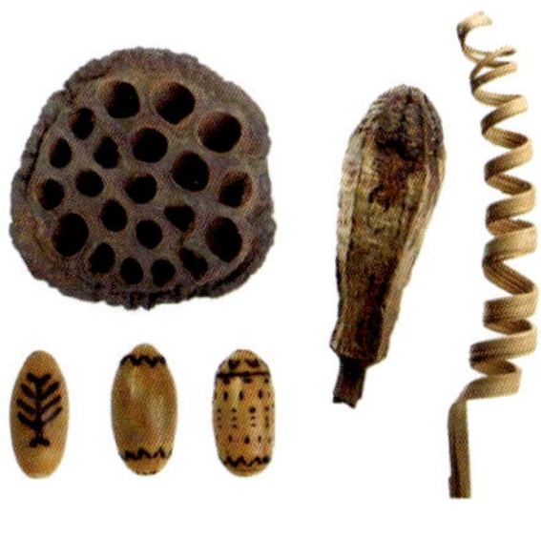

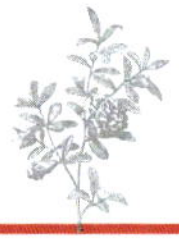

# Damiana

**Wissenschaftlicher Name**
*Turnera diffusa*

**Familie**
Passionsblumengewächse *(Passifloraceae)*

**Andere Namen**
*Turnera aphrodisia*

**Vorkommen**
USA, Mexiko bis Argentinien sowie als Kultur weltweit in tropischen Zonen

**Standort**
trockene, felsige Landstriche

## Botanische Beschreibung

Zumeist vielverzweigt, ist der maximal zwei Meter hohe Strauch ganzheitlich fein behaart. Er verströmt einen markanten, an Kamille erinnernden Geruch. Seine kleinen, lanzettförmigen Blätter sind blassgrün, leicht gezackt und wechselständig. Im Frühsommer blüht die Damiana leuchtend gelb. Ihre Blüten gleichen den hierzulande bekannten Hahnenfußblüten, besitzen aber nicht deren typischen Glanz. Sie sitzen kurz gestielt auf den oberen Blattachseln auf.

Die Früchte, die sich heranbilden, sitzen in einer rauen Schale und sind äußerst klein. So unscheinbar sie sich auch für unser Auge ausnehmen, olfaktorisch sind sie bemerkenswert, denn ihnen entströmt ein süßlicher Geruch. Ihr Geschmack ähnelt dem der Feige. Gesammelt werden aber nicht die Früchte, sondern allein das getrocknete Kraut der Pflanze. Dabei ist dem Damianakraut aus seinem Ursprungsland Mexiko der Vorzug zu geben. In seiner Heilwirkung soll es Kulturen der Pflanze überlegen sein.

## Mythologische Bedeutung

Weltweit hat sich der Name Damiana als Bezeichnung für das Kraut durchgesetzt. Dass ein Aphrodisiakum ausgerechnet von einem christlichen Missionar „getauft“ wurde (siehe „Bedeutung in der Heilkunde“), sorgt in der Fachliteratur öfter einmal für Heiterkeit, zumal der gewählte Name an einen Heiligen, an Damian, den Schutzheiligen der Apotheker, erinnern sollte.

Ein anderer und ursprünglicher Name der in Mexiko so bedeutsamen Pflanze, „Rompe Camisa Macho“ („Die dem Mann das Hemd ausziehen lässt“), spricht die aphrodisierende Kraft der Pflanze unmissverständlich an. Um dem Kraut die begehrten Stimulanzien zu entlocken, gaben die Maya-Indianer dem Aufguss nur Süße bei. Für die Zubereitung von Damianatee übergießt man ein bis zwei gehäufte Teelöffel getrocknete Damianateeblätter (Kraut) mit kochendem Wasser. Der Aufguss sollte mindestens fünf Minuten ziehen. Danach wird der Tee abgeseiht. Für die aphrodisierende Wirkung gibt man, je nach Geschmack, Rohrzucker oder Honig hinzu.

Was im alten Mexiko ebenfalls bekannt war: Die aphrodisierende Wirkung wird durch einen alkoholischen

Kräuterauszug gesteigert. Um eine solche Tinktur selbst herzustellen, wird ein verschließbares Glas mit getrocknetem Damianakraut gefüllt. Dann wird klarer, hochprozentiger Schnaps (40 Vol.-%) oder reinerer Alkohol aus der Apotheke zugegossen, bis die Kräuter bedeckt sind. Das verschlossene Glas sollte für mindestens zehn Tage an einem sonnigen, warmen Platz stehen. Hierbei gilt: Geduld wird belohnt. Denn je länger das Glas steht (bis zu sechs Wochen), desto effektiver wird die Tinktur. Den Inhalt des Glases anschließend durch einen feinen Filter (Kaffeefilter) gießen. Die gefilterte Flüssigkeit sollte in einer dunklen Flasche aufbewahrt und teelöffel- oder tropfenweise genossen werden.

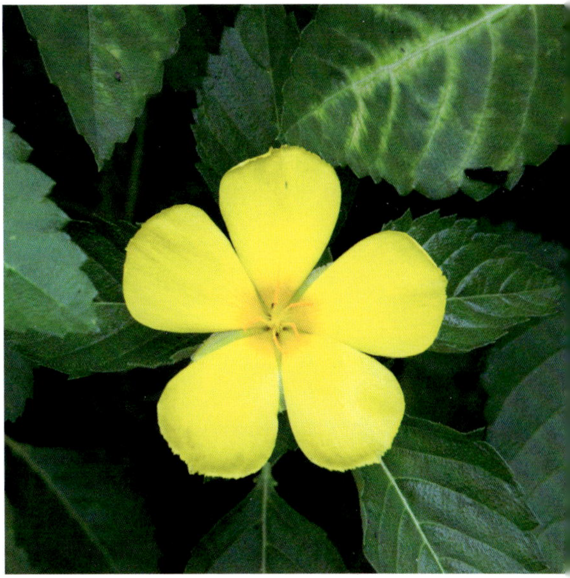

## Bedeutung in der Heilkunde

Die Pflanze erhielt ihre heutige Bezeichnung Damiana erst Ende des 17. Jahrhunderts durch die christliche Missionierung Mexikos. Als traditionelle Heilpflanze der Maya-Indianer hieß sie „x misib kok", „Das Wesen, das das Asthma wegfegt" oder kurz „mis kok", der „Asthmabesen". Dass die Indianer den kleinen Strauch zur Behandlung von Atemwegserkrankungen verwandten, belegt allein die Namengebung. In einer alten mexikanischen Rezeptsammlung werden weitere Anwendungen offenbar: Dort wird die Pflanze bei „Gehirnschwäche, Impotenz und Entzündungen der Hoden" empfohlen. Zu den Erkenntnissen der Indianer zählte auch, dass Asthma einen gravierenden negativen Einfluss auf die Psyche des Betroffenen nimmt. Doch auch gegen derartige Gemütsleiden war der Asthmabesen effektiv. Denn seine Inhaltsstoffe wirken aufhellend auf das Gemüt und sexuell stimulierend. Die Pflanze führt ein ätherisches Öl mit Cineol, Cymol und Pinien, das auch den markanten Geruch der Pflanze bedingt. Darüber hinaus beinhaltet Damianakraut desinfizierende Substanzen und Bitterstoffe.

Heute wird das getrocknete Kraut in Form von Gelatinekapseln vor allem in den USA, aber auch bei uns als nervenstärkend, entkrampfend (Menstruationsbeschwerden) sowie sexuell stimulierend angepriesen. Eine österreichische Praxisstudie untersuchte jüngst die aphrodisierenden Eigenschaften der Damianakapseln. Bei den Probanden konnte eine Erhöhung der Reflexbereitschaft der lumbalen Sexualzentren und eine Steigerung der Durchblutung des Unterleibs und der Geschlechtsorgane festgestellt werden. Um von den heilkundlichen Vorzügen zu profitieren, muss jedoch niemand auf die im Nahrungsergänzungssektor üblichen Kapseln zurückzugreifen. Wem Natur pur lieber ist, kann das getrocknete Kraut auch in Tüten abgepackt erwerben und – wie die Ureinwohner Mexikos – den Aufguss ungesüßt trinken.

Einigen Berichten zufolge wurde Damiana ebenfalls geraucht. Der heilwirksame Rauch, der sich durch das Glimmen des Krautes entfaltet, wurde direkt in die Lunge eingesogen. Seine Wirkstoffe konnten so von den Schleimhäuten aufgenommen und in den Blutkreislauf weitergeleitet werden. Dass das Heilmittel gegen Asthma zielführend über die Lunge aufgenommen wurde, ist schlüssig.

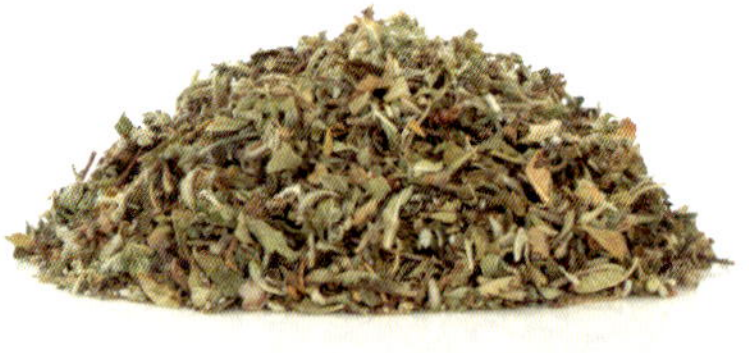

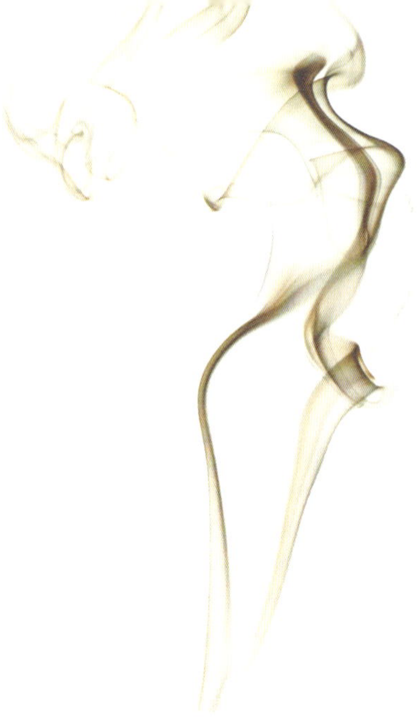

## ANWENDUNG

Wer das Rauchen der das Gemüt erhellenden Pflanze vorzieht, sollte mit einer geistigen Stimulanz rechnen und dafür offen sein. In einschlägigen Foren wird die Wirkung des gerauchten Krautes als „mildes High“ beschrieben. Wissenschaftlich begründbar ist diese Wirkung nicht. Denn bisher wurde kein psychedelischer Wirkstoff in der Pflanze bestimmt. Es lässt sich mutmaßen, dass ein cannabinolähnlicher Wirkstoff in den Harzen vorliegt oder empyromatische Stoffe durch das Rauchen entstehen. Wer sich dazu berufen fühlt, muss wohl seine eigenen Erfahrungen oder Nichterfahrungen sammeln und darf es auch: Beschaffung und Konsum der Pflanze sind legal.

# Galgant

**Wissenschaftlicher Name**
*Alpinia officinarum*

**Familie**
Ingwergewächse *(Zingiberaceae)*

**Andere Namen**
Galgantwurzel, Echter Galgant, Kleiner Galgant, Fieberwurzel

**Vorkommen**
China, Vietnam und in weiten Teilen Ostasiens

**Standort**
warme, halbschattige Plätze mit durchlässigem Boden

## Botanische Beschreibung

Das ingwerähnliche, krautige Gewächs wird bis etwa 1,5 Meter hoch und ist von schlankem Wuchs. Seine bis zu 30 Zentimeter langen Blätter sind ungestielt und ebenfalls schlank aufragend. Von April bis September blüht der Galgant. An traubigen Blütenständen bildet er weißrote, orchideenähnliche Blüten. Seine rundlichen Kapselfrüchte sind auffallend rot, aber mit einem Durchmesser von etwa einem Zentimeter relativ klein.

Von kommerziellem Interesse sind allerdings nicht die sichtbaren und hübsch anzusehenden Teile der Pflanze, sondern ihre unterirdischen, bis zu einem Meter horizontal auswachsenden Überdauerungsorgane (Rhizome), die als Gewürz gehandelt werden. Nach neun bis zehn Monaten Wachstumszeit werden die „Wurzeln“ ausgegraben und in fünf bis zehn Zentimeter lange Stücke zerteilt. Frische Triebe haben rosa Spitzen und eine durchscheinende Haut. Die gereinigten und getrockneten Wurzelstücke verfärben sich während der Trocknung orangebraun. Sie gelangen als Stücke oder zu Pulver gemahlen in den internationalen Handel. Ihr Geruch ist würzig, der manchmal als brennend beschriebene Geschmack leicht säuerlich. Die Schärfe ist gegenüber dem Ingwer jedoch deutlich schwächer. Ebenfalls im Handel erhältlich ist bernsteinfarbener Likör aus Galgant, er wird als Magenbitter mit Ingwernote angepriesen.

## Mythologische Bedeutung

Was scharf ist, wärmt. Und „Galgant ist durchaus warm. In ihm ist keine Kälte, sondern Kraft“, resümiert die bedeutende deutsche Mystikerin

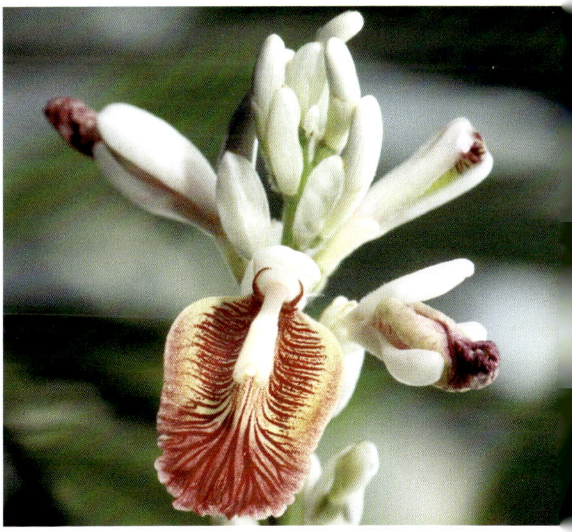

Hildegard von Bingen. Natürlich sind wärmende Kräfte liebesfördernd, vor allem, wenn sie brennend, scharf und feurig sind. Das wussten auch unsere Vorfahren. So wird das wärmende Gewürz in der deutschen Volksmedizin

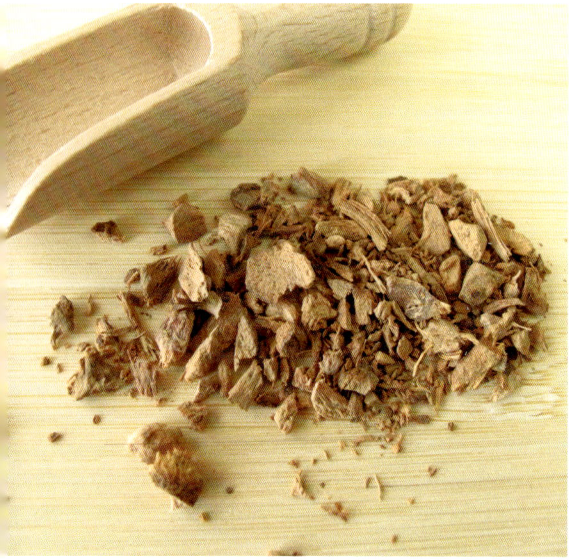

zur Maximierung der Ausdauer in Liebesdingen empfohlen: Wer die Wurzel verspeise oder sie auf die Genitalien lege, so heißt es dort, der wäre zum „zwölfmaligen Koitus“ fähig. In der indonesischen Volksheilkunde galt das Gewürz sogar als eines der wichtigsten Stimulantia überhaupt. Araberpferde wurden in Asien mit Galgant gefüttert, um sie noch feuriger zu machen. Zudem wusste man Opiate in ihrer aphrodisierenden Wirkung durch die Zugabe von Galgant zu steigern, und Galgantlikör wurde nicht allein zur besseren Verdauung genossen, sondern auch seiner Lust anregenden Wirkung wegen geschätzt.

Dem indischen Glauben nach öffnet Galgant die Chakren und treibt den Energiefluss im ganzen Körper an. Seine energetisierende Wirkung vermag innere Blockaden zu lösen und verhilft zur Öffnung des eigenen Selbst, stiftet Zuversicht und Kontakt zur eigenen inneren Kraft. Mut und Kraft sind das innere Feuer, das es zu entfachen gilt. Denn die Wärme und Energie, die uns erfüllt und antreibt, ist stets auch unser sexueller Antrieb.

Und wer keine Zeit zum Kochen hat (siehe Kasten „Anwendung“), der greife schnell auf ein anderes überliefertes Rezept zurück, in dem es heißt, es reiche, ein Stück der feurigen Galgantwurzel im Mund zu behalten, um eine besonders starke Erektion zu erzielen.

## Bedeutung in der Heilkunde

Galgant ist in der traditionellen Medizin Chinas und Indiens ein vielbeachtetes Heilmittel und wird dort zur Schleimlösung und gegen Blähungen empfohlen. Aber auch bei uns wurde der aromatische Wurzelstock bereits im 8. Jahrhundert bekannt und auf seine heilenden Wirkungen hin untersucht. Hildegard von Bingen schreibt in ihren Aufzeichnungen: „Wer Herzweh hat, und wer im Herz schwach ist, der esse bald genügend Galgant, und es wird ihm besser gehen.“ Zudem empfahl sie das „Gewürz des Lebens“ bei Magen- und Darmerkrankungen. Vor allem wenn Verdauungsbeschwerden quälend werden und akut Koliken vorliegen, ist Galgant das Mittel der ersten Wahl. Denn seine ätherischen Öle mit Gingerolen, Galangol, Flavonoiden und Gerbstoff wirken krampflösend. Ebenfalls bekannt ist die appetitanregende Wirkung des Galgants. Um wieder Lust am Essen zu bekommen, sollte ein frisch aufgegossener Tee etwa eine halbe Stunde vor der Mahlzeit getrunken werden.

Des Weiteren kann Galgant Entzündungen hemmen und die Ausbreitung von Bakterien und Pilzen einschränken. Sein Beiname „Fieberwurzel“ legt eine fiebersenkende Wirkung nahe, die tatsächlich in der traditionellen Medizin beschrieben wird. Aber nicht nur bei bestehenden Leiden, auch vorbeugend kann die Wurzel sinnvoll eingesetzt werden, denn sie stärkt die Abwehrkräfte. Neuere Studien ergaben, dass Galgant möglicherweise das Wachstum von Tumoren verhindern und die Nebenwirkungen von Chemotherapien abschwächen könne

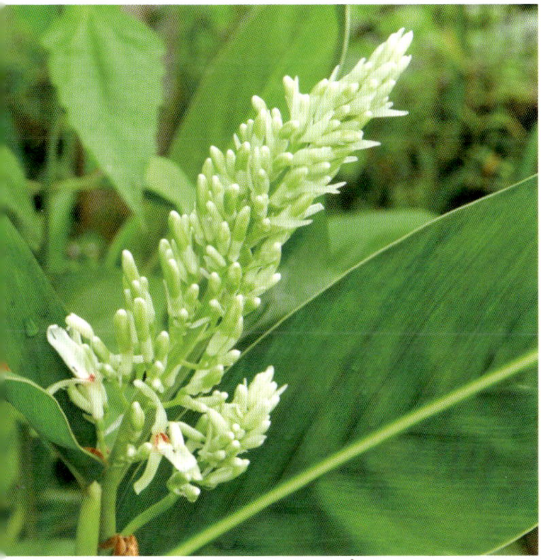

## ANWENDUNG

Wollen Sie Galgant als Aphrodisiakum einsetzen, brauchen Sie nichts weiter zu tun, als ihn beim Kochen mitzuverwenden. Das Gewürz wirkt, Speisen und Getränken beigegeben, ganz im gewünschten Sinne. Frische Galgantwurzeln sollten vor der Verwendung gewaschen und geputzt werden. Geschält werden die Stücke nur, wenn die Wurzel nicht mehr frisch erscheint. Getrockneter Galgant sollte vor dem Kochen eine halbe Stunde in Wasser eingeweicht werden. Verwendet man die Wurzel im Stück, wird sie nach dem Mitkochen aus dem Gericht entfernt. Galgant lässt sich aber auch gut mit einer Muskatreibe zerkleinern oder in pulverisierter Form direkt unter die Gerichte mischen. Es eignet sich für Schmorgerichte, Currys, Suppen und Soßen sowie zum Marinieren von Fleisch. Es passt aber ebenso zu Fisch und Meeresfrüchten. Das Rezept für eine aphrodisierende Küche lautet: Das wärmende Gewürz möglichst immer verwenden!

eiweiß- und fettreichste aller Getreide. Zudem ist sein Eiweiß unserem körpereigenen Eiweiß ähnlich und kann gut vom Organismus umgesetzt werden. Darüber hinaus sind im Haferprotein die acht essenziellen Aminosäuren

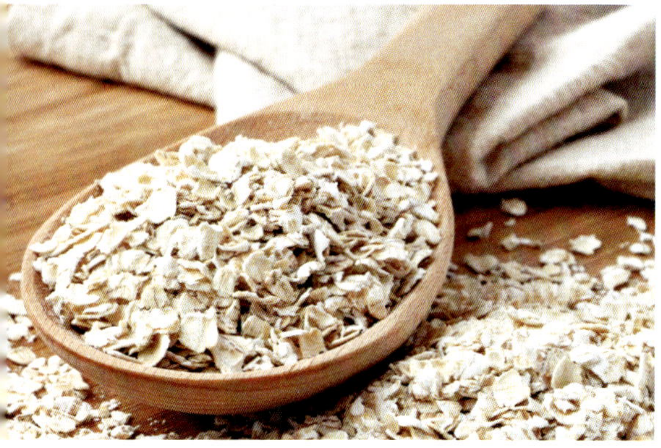

sowie ein hoher Gehalt an Vitaminen, Nähr- und Mineralstoffen enthalten. Seine Ballaststoffe wirken sich günstig auf diverse Verdauungs- und Stoffwechselprozesse aus. Durch die Bindung von Wasser werden sie zu einer zähflüssigen Schutzschicht für die Magen- und Darmschleimhaut und verlangsamen den Nährstoffabbau. Diese Verlangsamung führt nachweislich zu einem weniger schnellen Anstieg des Blutzuckerspiegels. Hafer kann deshalb zur Regulierung des Cholesterinspiegels im Blut eingesetzt werden. Die unlöslichen Ballaststoffe („Füllstoffe") optimieren wiederum das Verdauungssystem. Schwermetalle wie Blei, Cadmium und Chrom werden vom Hafer gebunden und aus dem Körper geleitet.

In der traditionellen Naturheilkunde wird Hafer zum Brei aufgekocht und bei Übersäuerung des Magens oder bei Gastritis angewandt. Darüber hinaus gilt der Brei traditionell als Stärkungsmittel nach Fieber und bei nervösen Erschöpfungszuständen. Als Tee aufgegossen wirkt grüner Hafer, der kurz vor der Blüte geerntet und verwertet wird, ausscheidend. Dem Bad zugesetzt hilft er bei unreiner beziehungsweise zum Juckreiz neigender Haut. Ebenfalls als Bad wird er gegen Rheuma und bei Gliederschmerz empfohlen. Die moderne Medizin bestätigt diese Anwendungen und wendet einen Haferextrakt an, der ebenfalls aus grünem Hafer gewonnen wird.

## ANWENDUNG

Die Redensart „jemanden sticht der Hafer" findet sich bereits im 17. Jahrhundert in der Wendung „Manche faule Magd sticht der Hafer". Der Vergleich geht wohl auf die Erfahrung zurück, dass Pferde von zu viel Hafer übermütig werden. Der Übermut eines vom Hafer gestochenen Menschen drückt sich nicht selten in quälender sexueller Begierde aus. Diese Bedeutung schwingt in der Redensart von Anfang an mit, wenn man sich vor Augen führt, dass „Hafer" von germanisch „ha ra" („Bock") abgeleitet ist.

# Zimt

**Wissenschaftlicher Name**
*Cinnamomum ceylanicum*
**Familie**
Lorbeergewächse *(Lauraceae)*
**Andere Namen**
Cylonzimt, Echter Zimt, Chinazimt
**Vorkommen**
Sri Lanka, China, Vietnam, Indonesien

## Botanische Beschreibung

Der tropische Zimtbaum ist immergrün und erreicht eine Höhe von etwa zehn Metern. Je nach Herkunft sind zwei Arten zu unterscheiden: der Cylonzimtbaum, der auf Sri Lanka (ehemals „Ceylon") heimisch ist, und der Chinazimtbaum, der vor allem in Südchina gedeiht. Letzterer zeichnet sich durch einen etwas höheren Wuchs, vor allem aber durch seine einfachere Kultivierbarkeit aus.

Zimtbäume besitzt längliche, spitz zulaufende, eher dickliche Blätter. Sind die ledrigen Blätter jung, leuchten sie rot. Mit zunehmendem Alter weicht ihre starke Rotfärbung (Schutz vor UV-Strahlung) einem glänzenden Grün. Die Blüten der Zimtbäume sind gelblich und außen flaumig behaart. Aus ihnen entstehen kleine, eiförmige, bläulich-schwarze Steinfrüchte.

Bei dem stark riechenden Zimtgewürz handelt es sich um die nur wenige Millimeter dicke Innenrinde des Stammes und der Zweige. Wurde die Innenrinde freigelegt und in kleineren Stücken abgeschält, rollt sie sich von beiden Seiten her selbst zu kleinen Röllchen auf. Bis zu zehn solcher Röllchen werden vorsichtig ineinandergeschoben und zum Trocknen aufgehängt. Erst wenn die Innenrinde trocken wird, erhält sie ihre für uns typische, intensiv braune Zimtfarbe.
Ein Nebenprodukt der Gewürzproduktion sind ätherische Zimtöle. Aus den Rindenresten entsteht Zimtrindenöl, während aus den Blättern das als „golden" angepriesene Zimtblattöl destilliert wird.

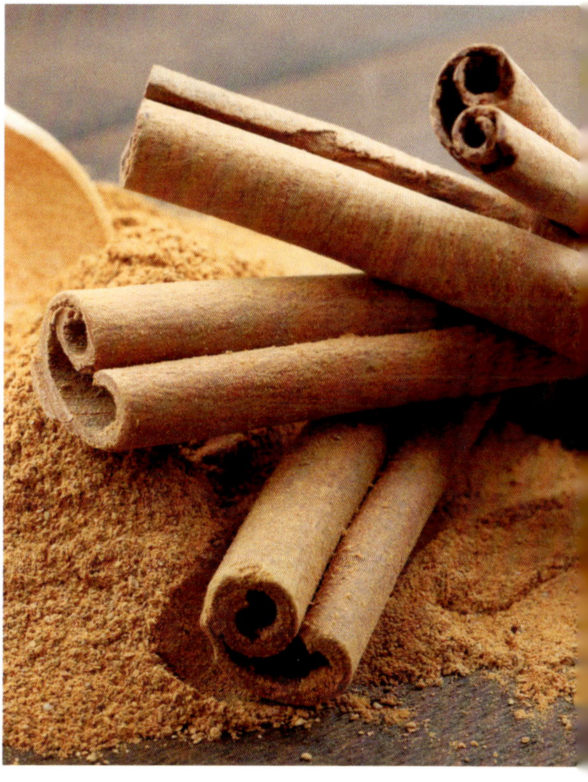

## Mythologische Bedeutung

Die erste Erwähnung des Zimtes findet sich in Kräuterbüchern des alten China vor nahezu 5000 Jahren. In den Tempeln Altägyptens war er als Rauchwerk bekannt. In dieser Tradition steht auch seine Verwendung zum „Parfümieren" von Getränken und Speisen in Europa, wo er im 15. Jahrhundert zum gesuchten und teuersten aller Gewürze avancierte.

Dass der durchwärmende Zimt ein Aphrodisiakum ist, blieb der Alten Welt nicht verborgen. Zimtöl wurde auf die Genitalien gestrichen und zur Stimulation genutzt. Die Geschlechtslust, speziell des Mannes, ließ sich durch Verräuchern von Zimt und Myrrhe steigern. In der traditionellen indischen Medizin wurde die Durchwärmung durch Zimt nicht nur als Anregung für alle Körperkreisläufe, sondern vor allem auch in ihrer Auswirkung auf den Geist beschrieben. Zimt stimuliert Gefühle und „öffnet" Körper und Geist für das Liebesspiel.

Und auch wenn die Moderne ihr eigenes Vokabular hat, belegt sie im Grunde das, was von alters her bekannt war: Die Einnahme von Zimt regt die Produktion körpereigener Pheromone an und wirkt belebend auf die Geschlechtsdrüsen – sowohl des Mannes als auch der Frau.

Zum Selbsttest werden Sie alljährlich auf den zahlreichen Weihnachtsmärkten eingeladen. Dort wird in Form von Glühwein ein altes, aphrodisierendes Rezept weitergegeben: erwärmter Rotwein, in dem zur erotischen Stimulanz gemahlener Zimt untergerührt wurde.

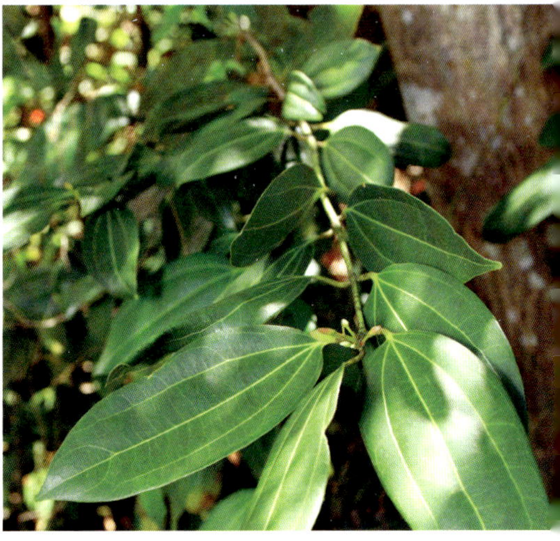

## Bedeutung in der Heilkunde

Die meisten Europäer assoziieren Zimt heute mit Weihnachten. Viele Gefühle und Erinnerungen sind mit seinem Geschmack und Geruch verbunden. Und auch wenn seine heilenden Eigenschaften hier unbewusst bleiben, ist der Zimt gerade zu dieser Zeit unser treuerster Helfer: Denn Winterzeit ist Erkältungszeit, und aufgrund seines hohen Gehalts an Zimtaldehyd wirkt Zimt stark antimikrobiell. Seine durchwärmende und durchblutende Eigenschaft steigert besonders in der kalten Jahreszeit unser Wohlbefinden.

Bewusst gegen Infektionen zum Einsatz gebracht wird das aus der

Zimtrinde gewonnene ätherische Öl. Zimtblattöl hingegen enthält hauptsächlich Eugenol und hat positiven Einfluss auf entzündliche Prozesse. Da es im Gegensatz zum Rindenöl unsere Haut nicht reizt, kann es bei Entzündungen der Atemorgane auf Brust und Rücken eigerieben werden und ist auch bei Zahnfleischentzündung zur Mundspülung geeignet. Seiner krampflösenden, entspannenden Eigenschaften wegen, ist Zimtblattöl darüber hinaus ein beliebtes Massageöl, während Zimtrindenöl geeigneter zur Anwendung in der Duftlampe ist. Letzteres wirkt über die Luft gegen umherschwirrende Viren und Bakterien, sollte aber seiner reizenden Eigenschaften wegen auch hier sparsam dosiert werden

Hildegard von Bingen erkannte bereits entsäuernde Eigenschaften des Zimts und empfahl ihn bei Gicht und Kopfschmerz. Sein entsäuernder Effekt ist mittlerweile bestätigt. Darüber hinaus wird heute gerade dem Zimtrindenöl eine blutzucker- und cholesterinspiegelsenkende Eigenschaft attestiert. Zudem wirken seine Gerb- und Schleimstoffe entkrampfend auf die glatte Darmmuskulatur, was die Verdauung unterstützt.

Zimt sollte allerdings sorgfältig ausgewählt werden. Bedenkenfrei und „echt" sind Gewürz und Öle der Produktion Sri Lankas. Die vor allem in China kultivierte Zimtkassie gleicht dem echten Zimt zwar, ist jedoch ein eigenständiges Gewürz. Ihren Produkten wurde das gesundheitsschädliche Cumarin nachgewiesen.

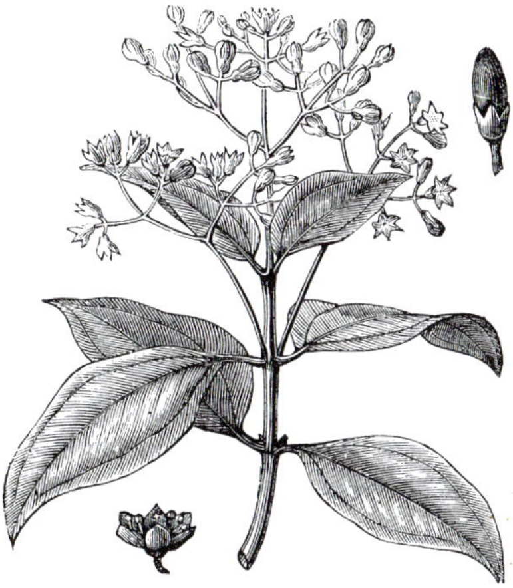

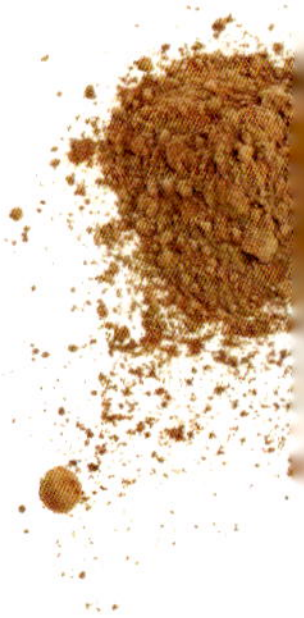

## ANWENDUNG

Für ein „öffnendes" Zimtbad geben Sie dem Badewasser einfach einen Esslöffel gemahlenen Zimt zu. Eine gesteigerte Wirkung entfaltet das Bad, wenn Sie statt gemahlenem Zimt Zimtblattöl verwenden. Da sich das Öl nicht mit dem Wasser vermischt, bedarf es zusätzlich eines Emulgators. Und der ist schnell zur Hand – Honig, Milch oder Sahne sind bestens geeignet, die gewünschte Verbindung mit dem Badewasser herzustellen. Je vier Esslöffel der gewählten Zutat mit zehn Tropfen Zimtblattöl verrühren und dem Badewasser zugeben.

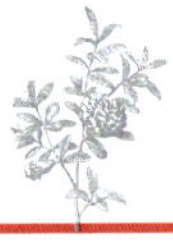

# Kardamom

**Wissenschaftlicher Name**
*Elettaria cardamomum*

**Familie**
Ingwergewächse *(Zingiberaceae)*

**Andere Namen**
Paradiessamen, Malabarcardamom

**Vorkommen**
in den Regenwäldern Südindiens (Malabar), Sri Lankas, Thailands, Chinas und Sumatras, aber auch im Irak; neu erschlossene Anbaugebiete finden sich in Guatemala, Tansania, Madagaskar, Papua-Neuguinea und Vietnam

**Standort**
heiße, feuchte, halbschattige Plätze

## Botanische Beschreibung

Kardamom zeichnet sich durch einen starken Wurzelstock aus. Ihm entspringen kräftige Stängel mit lanzettlichen Blättern. Streift man die Pflanze, so verströmt sie einen an Zimt erinnernden, angenehmen Geruch. Die krautige Pflanze wird in etwa drei Meter hoch, in seltenen Fällen auch höher. Ihre weißen zu Trauben beisammenstehenden Blüten werden von eigenen Blütenstandschaften getragen, die bis zu 1,5 Meter hoch austreiben.

Die strohigen Kapselfrüchte sind grün bis gelblich und bestehen aus drei Fruchtkammern, in denen bis zu acht Samen dicht an dicht gedrängt sitzen. Die Farbe der Samen variiert mit ihrer Qualität. Bestenfalls sind die Samen ölig-schwarz, sie können aber auch rötlich-braun oder gräulich sein. Obwohl Kardamom zu den Ingwergewächsen zählt, ist nicht sein Wurzelstock begehrt, für den Gewürzhandel sind allein seine Fruchtkapseln relevant. Da die Kapseln nicht alle zur gleichen Zeit reifen, findet die Ernte in regelmäßigen Abständen statt, vornehmlich in den Monaten Oktober bis Dezember. Geerntet wird von Hand und stets kurz vor der endgültigen Reife der Kapseln. So wird verhindert, dass die strohigen Hüllen während des Trocknens aufplatzen und die kostbaren Samen herausfallen. Kardamom kommt als getrocknete, ganze Kapseln oder gemahlen in den Handel. Nicht nur wegen des sich schnell verflüchtigenden Aromas sind ganze Kapseln vorzuziehen. Im Pulver sind oft neben den Samen auch die Kapselhüllen mit vermalen.

## Mythologische Bedeutung

Kardamom als anregender Zusatz im Kaffee gilt in der arabischen Männerwelt als potenzsteigernd. Dabei soll die Wirkung recht schnell einsetzen. Doch darf der „Paradiessamen" nicht zu schwach dosiert werden. Um die Lust anzufachen, bedarf es eines gehäuften Teelöffels gemahlenen Kardamoms. Ebenso wie im Kaffee wirkt er auch im Tee (Chai) oder in heißer, gesüßter Milch.

Doch was des einen Paradies, ist des anderen Hölle, so scheint es. Hildegard von Bingen studierte die fernen

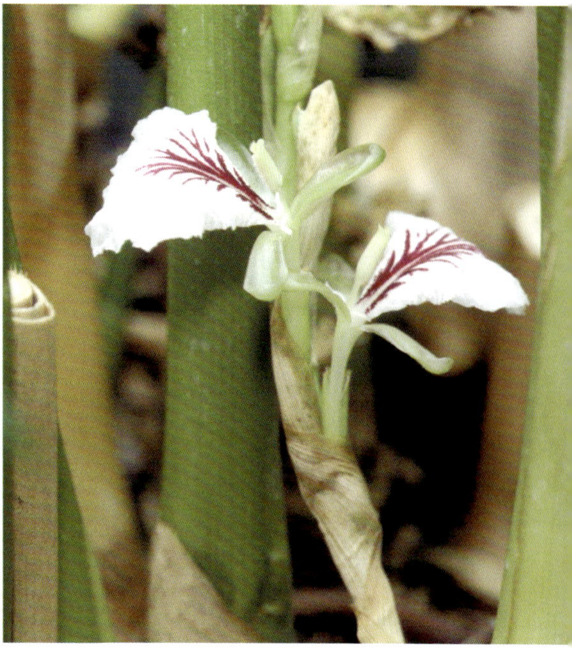

Gewürze bereits im 12. Jahrhundert und kennzeichnete sie als schädlich. In der „Enzyklopädie der gesamten Volksmedizin" aus der Mitte des 19. Jahrhunderts rät Georg Friedrich Most „Kindern und jungen Leuten bis zum achtzehnten, zwanzigsten Jahre" entschieden von aromatischen Gewürzen ab, da sie „zu früh die Geschlechtslust" weckten und „dadurch häufig den ersten Anlass zur Onanie" gäben. Dennoch ist Kardamom aus Mischungen der Liebesmagie sowie aus aphrodisierenden Räuchermischungen schon seines süßlich-scharfen Aromas wegen nicht wegzudenken. Auch beim Opium gilt er als Zusatz, der wiederum die aphrodisierenden Qualitäten des Opiums verstärkt.

## Bedeutung in der Heilkunde

Die traditionelle Medizin seiner Herkunftsländer wusste das Gewürz schon früh zur Heilung verschiedener Beschwerden einzusetzen. Allem voran steht jedoch seine Bedeutung als verdauungsförderndes und krampflösendes Mittel. Verantwortlich dafür sind die im Kardamom enthaltenen ätherischen Öle mit ihren Hauptbestandteilen Borneol, Cineol, Limonen, Sabinen, Terpinen, Eukalyptol. Speichel-, Magen- und Gallensaftsekretion werden gefördert, Blähungen gemindert.

Die entkrampfende Eigenschaft kann Menstruationsbeschwerden lindern und wirkt entspannend auf das Nervensystem. Zu medizinischen Zwecken werden meist alkoholische Auszüge verwendet, doch ist auch das Würzen der Speisen mit Kardamom durchaus wohltuend im heilsamen Sinne: Fette und süße Speisen sind dank des beigegebenen Kardamoms leichter verdaulich. Am besten eignen sich hierfür aus den Kapseln entnommene Samen, die mit dem Mörser zerstoßen wurden. Die Speisen erhalten durch die ätherische Öle ein würziges bis süßlich-scharfes Aroma. Wer die heilende Wirkung intensivieren möchte, der bereitet einen Tee. Dazu überbrüht man die Samen einfach mit heißem Wasser und lässt den Tee abgedeckt mindestens fünf Minuten ziehen.

Bekannt ist heute auch der Einsatz von Kardamom gegen Mundgeruch. Selbst Knoblauch-, Zwiebel- und Alkoholgeruch wirkt Kardamom entgegen, wenn seine Samen im Mund zerkaut werden. Doch die Traditionelle chinesische Medizin bereichert durch ihr umfangreiches Wissen über die aromatischen Wirkungen unser Verständnis von den Heilwirkungen des Kardamoms noch weiter. Ihr zufolge vermag Kardamom „pathologische Feuchtigkeit umzuwandeln". Zu den Indikationen zählen neben dem belastenden Völlegefühl auch Überarbeitung und psychische Belastungen. Symptomatisch sind hier Müdigkeit, Unlust, Leistungsverlust und Appetitstörung. Kardamom löst diese „pathologische Feuchtigkeit", wirkt befreiend und anregend auf Körper und Geist.

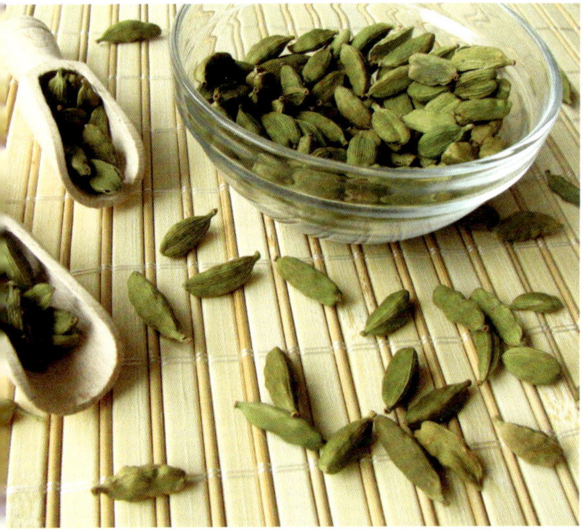

Auch neuzeitliche Untersuchungen des Kardamoms als Heilpflanze beschreiben seine Wirkung auf die Psyche als stimmungserhellend und den Gehirnstoffwechsel anregend. So soll er die Gedächtnisleistung steigern und zu geistiger Klarheit verhelfen.

Die Hauptanwendung von Kardamom in arabischen Ländern ist seine Beimengung in Kaffee. Aus medizinischer Sicht ist dies mehr als sinnvoll, denn das Gewürz neutralisiert die schleimbildende Wirkung der Milch, vermindert die Aggressivität des Kaffees auf die Magenschleimhaut und unterstützt so die gewünschte Wirkung des Kaffees, das Wachmachen.

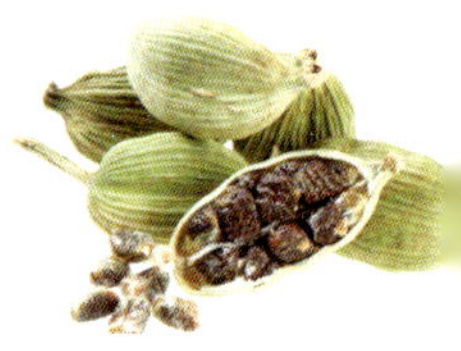

## ANWENDUNG

Für einen wahren Liebes-Appetizer rühren Sie in 100 Gramm Biojoghurt langsam einen Teelöffel Vollrohrzucker und einen Teelöffel kaltgeschleuderten Honig ein. Geben Sie anschließend drei frisch zerstoßene schwarze Pfefferkörner und die ebenfalls frisch zerstoßenen Samen aus drei Kardamomkapseln hinzu. Das Joghurt-Aphrodisiakum sollte bei Genuss Zimmertemperatur haben.

# Muskatnuss

**Wissenschaftlicher Name**
*Myristica fragrans*

**Familie**
Muskatnussgewächse *(Myristicaceae)*

**Andere Namen**
Muskatnuss, Muskatblüte, Macis, Bandanuss, Nux moschata

**Vorkommen**
Indonesien, Brasilien, Indien, Madagaskar, Malaysia, Mauritius und Neuguinea

**Standort**
halbschattige Plätze, am besten zusammen mit höheren Pflanzen

## Botanische Beschreibung

Der Muskatnussbaum ist trotz seiner Bezeichnung als solcher kein Nussbaum, genau wie die Muskatnuss botanisch gesehen keine Nuss, sondern ein Fruchtkern ist. Der bis etwa 18 Meter hohe, immergrüne Muskatnussbaum besitzt eine graugrüne, glatte Rinde, seine Blätter sind elliptisch und auf der Oberseite dunkelgrün. Seine hellgelblichen Blüten wachsen, je nachdem, ob weiblich oder männlich, auf verschiedenen Bäumen. Für den Gewürzanbau von Interesse sind die Bäume mit weiblichen Blüten, denn nur sie entwickeln die begehrte nusstragende Frucht.

Ihr etwa einen Zentimeter großer Kern, die Muskatnuss, wird sichtbar, wenn die fleischige, aprikosenartige Frucht reif ist und aufplatzt. Die Muskatnuss ist dann von einem roten Samenmantel umschlossen, der Macis, die ebenfalls irreführend und botanisch inkorrekt als Blüte (Makisblüte oder Muskatblüte) bezeichnet wird. Die Macis wird als eigenständiges Gewürz gehandelt. So lassen sich aus jeder Frucht des Muskatnussbaums zwei Gewürze, Muskatnuss und Muskatblüte, gewinnen. Doch dauert es, bis es zu der doppelten Ernte kommt. Denn ein Muskatnussbaum trägt erst ab seinem achten Lebensjahr und bedarf ganzer weiterer sieben Jahre, bis er die Fülle seiner Frucht erreicht. Dann allerdings kann er zwischen 1500 und 2000 Muskatnüsse im Jahr abwerfen.

Der Muskatnussbaum blüht zwischen März und Juli, und es kann bis zu drei Mal im Jahr geerntet werden. Die Früchte werden nach ihrem Aufplatzen, dem Zeichen ihrer Reife, gepflückt und geöffnet. Samenmantel und Fruchtkern werden behutsam voneinander getrennt und bis zu zwei Monate in der Sonne oder in Trockenhäusern getrocknet. Während die Muskatblüte überwiegend gemahlen in den Handel kommt, werden Muskatnüsse meist als ganze „Nuss" verkauft, da das Pulver schnell sein Aroma verliert.

## Mythologische Bedeutung

Die Art der Verwendung als zauberisches Lebensmittel mag der Neuzeit gerade im Fall der Muskatnuss ein wenig bizarr erscheinen. Denn Liebes- und Zauberwillige waren darauf angewiesen, die Muskatnuss als Ganzes zu schlucken und ihrer Ausscheidung zu harren. Vom Kot gereinigt, wurde die Nuss dann im Mörser zerstoßen und als Pulver unter das Essen desjenigen gemischt, dessen Zuneigung man

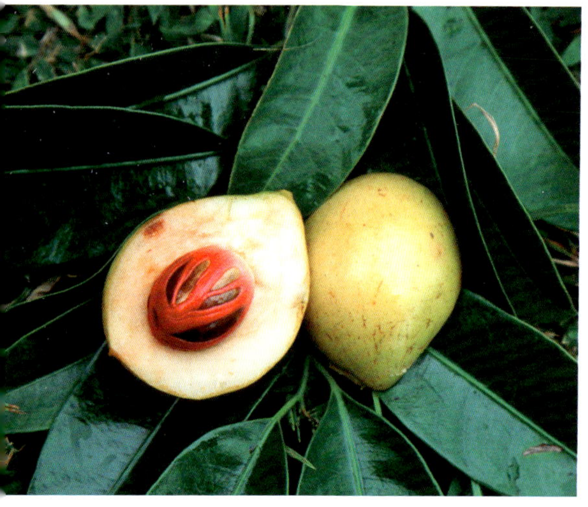

gewinnen wollte. Eine mittelalterliche Rezeptur gegen Impotenz bezieht ebenfalls Exkremente mit ein. So soll der Leidende seinem Urin eine Abkochung der Muskatnuss beimengen und den Urin trinken. Alternativ genügte es anscheinend auch, wie Matthiolus fachmedizinisch anweist, den Penis für den „Venushandel“ mit Muskatöl zu bestreichen.

Als zauberwirksam galt weiterhin das Tragen einer zum Liebesamulett gefassten Muskatnuss. Ein Zauber, der für jeden, der eine der raren Nüsse besaß, probat war. Besonders aufwendig gefasste Liebesamulette gab es bei Hofe. So avancierte die Muskatnuss zum gesuchten Exponat fürstlicher Schmuckkammern.

Als orientalisches Gewürz galt die Muskatnuss schon ihres Aromas wegen aphrodisierend. Der Duft von Muskat, Zimt, Nelke und Ingwer, so stellte man sich vor, sei der Duft des Paradieses. Und roch man an einem dieser Gewürze, sog man ein Stück des Paradieses in sich ein. Gerade bei der Muskatnuss drängt sich die Bedeutung ihres moschusartigen Geruchs in den Vordergrund. Ihr botanischer Name leitet sich vom lateinischen „fragrans“ für „wohlriechend“, „duftend“ ab. Ihr deutscher Name „Muskat“ verweist wie das französische „muscade“ auf die gemeinsame Sprachwurzel „musc“ für Moschus. Und natürlich beschreibt das lateinische „Nux moschata“ die Muskatnuss wiederum über ihren einprägsamen Geruch als „Moschusnuss“.

Mithilfe einer Duftlampe können Sie diesen für Ihren ganz persönlichen Liebeszauber verwenden: Das ätherische Öl der Muskatnuss regt an und versetzt Sie in eine positive Stimmung, in der Sie scherzen, lachen und lieben wollen. Doch was für ätherische Öle im Allgemeinen gilt, ist für die Muskatnuss aufgrund des berauschenden Myristicin in gesteigerter Form geboten: Dosieren Sie mit Maß und Verstand. Das Öl wird tropfenweise destilliertem Wasser beigegeben. Dabei sollten nicht mehr als zehn Tropfen über einen Zeitraum von ein bis zwei Stunden verdampfen.

## Bedeutung in der Heilkunde

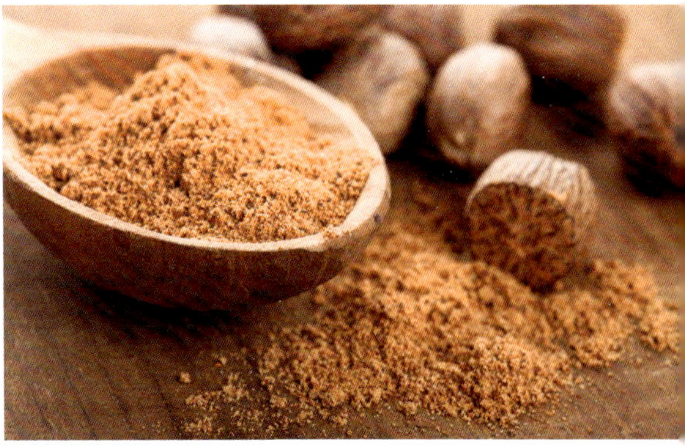

Die Muskatnuss war bereits im Mittelalter als Tonikum bekannt und wurde von Hildegard von Bingen zur allgemeinen Stärkung der Leistungskraft und zur Aufhellung des Gemüts empfohlen. Naturheilkundlich sind vor allem die Öle der Muskatnuss von Wert: ihr ätherisches Öl, das mit Wasserdampf aus der getrockneten Nuss destilliert wird, ebenso wie ihr fettes Öl, das aus der frischen, von der Macis befreiten Nuss gepresst wird und auch als Muskatbutter oder Muskatfett bekannt ist. Die Öle waren und sind Bestandteile von Balsamen und Salben, wirken gegen Erkältung und Rheuma und helfen bei entzündlicher Haut. Innerlich angewendet wirken sie regulierend und entkrampfend auf das Verdauungssystem. Eine große Rolle spielt die Muskatnuss in der traditionellen indischen Medizin. Hier gilt sie als die „betäubende Frucht" und wird, ihrer narkotischen Wirkung wegen, zur Stärkung der Nerven bei Ruhe- und Schlaflosigkeit eingesetzt. Darüber hinaus gilt sie als Mittel gegen Inkontinenz und vorzeitigen Samenerguss.

Auch die westliche Welt erprobte die Muskatnuss bereits im Mittelalter bei sexueller Schwäche. Als Aphrodisiakum wurde sie dem Wein oder der Milch zugegeben. Ursächlich für ihre aphrodisierende, ja berauschende Wirkung ist das im ätherischen Öl enthaltenen Myristicin. Diese Ursache-Wirkung-Beziehung ist mittlerweile nicht nur chemisch entschlüsselt, sondern wurde auch synthetisch weiterentwickelt. Im Labor entstand unter Ausnutzung der strukturellen Verwandtschaft zum Myristicin die Liebesdroge MDMA (Ecstasy).

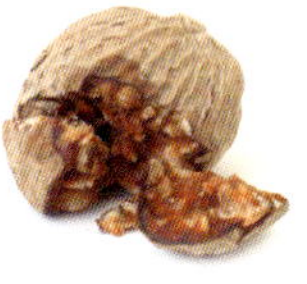

# ANWENDUNG

Für einen Muskat-Schlaftrunk kochen Sie 200 Milliliter Milch auf und füllen sie in ein Trinkgefäß. Rühren Sie einen Teelöffel Muskatpulver ein und trinken Sie in kleinen Schlucken. Der Muskat-Schlaftrunk wirkt insgesamt beruhigend und schlaffördernd. Da die Muskatnuss aufgekochter Milch zugeführt wird, lösen sich ihre fettlöslichen ätherischen Öle. Hier ist das aphrodisierende Myristicin enthalten. So mag der Schlaf nicht nur tief, sondern auch von lustvollen Träumen begleitet sein.

# Petersilie

**Wissenschaftlicher Name**
*Petroselinum crispum*

**Familie**
Doldenblütler *(Apiaceae)*

**Andere Namen**
Petersil, Peterle, Peterling, Petergrün, Bittersilche, Silk

**Vorkommen**
Europa, Russland, Indien, Nordamerika

**Standort**
feuchte, sonnige bis halbschattige Plätze

## Botanische Beschreibung

Je nach Sorte seiner Züchtung besitzt das beliebte Küchenkraut glatte oder krause Blätter. Die Petersilie ist zweijährig. Im Frühjahr treibt ein kräftiger Strauß aufrecht wachsender, blatttragender Stängel aus ihrer rübenartigen Wurzel. Am unteren Teil des Stängels wachsende Blätter haben einen Stil, während die oberen Blätter mit breiten Scheiden direkt am Stängel aufsitzen. Die Blattfarbe ist dunkelgrün, die Form der etwa zwei Zentimeter langen Blätter ist mehrfach gefiedert und glatt, weiter oben eher fein gefiedert und gekräuselt. Die Blätter der krausen Petersiliensorte sind durchgängig stark gekräuselt.

Erst im zweiten Sommer bildet die Petersilie gelbgrüne Doldenblüten aus, deren Kronenblätter oft ins Rötliche spielen. Aus ihnen entstehen zwar winzige, aber sehr aromatische eiförmige Früchte, welche die Samen der Petersilie tragen. Die Pflanze wird bis maximal einen Meter hoch.

## Mythologische Bedeutung

Seit dem Altertum ist die Petersilie eine Gartenpflanze und ein Mysterium für die Gärtner. Eine Erklärung, warum die Pflanze so ungewöhnlich lang (beinahe zwei Monate) braucht, um zu keimen, war, dass sie vor der Keimung nach Rom pilgern müsse, um sich beim Heiligen Petrus die Erlaubnis zum Aufgehen zu holen. Ähnlich und doch ganz anders klingt die Erklärung, die Petersilie benötige die Zeit, da sie neunmal zurück zum Teufel müsse. Das könne, so der Volksglaube, verhindert werden, indem man sie am Karfreitag aussäe! Ging aber die Petersilie nicht nur spät, sondern überhaupt nicht auf, so war dies ein Zeichen dafür, dass derjenige, der die glücklosen Keime in die Erde gesetzt hatte, bald selbst würde sterben müssen.

Dass die Petersilie mit allerlei Aberglauben behaftet war und ihr Name auch in den Akten der Hexenprozesse immer wieder in Anspielung auf den Teufel auftaucht („Peterling", „Maître Persil"), hat sicher etwas mit ihrer den Uterus irritierenden Wirkung zu tun: Sie war das Werkzeug abtreibender Hebammen und Kräuterhexen. Doch kann die „irritierende" Eigenschaft der Petersilie auch als erwünschter sexueller Stimulus genutzt werden. Schon im Altertum bestand kein Zweifel an ihrer aphrodisierenden Kraft – auf Frauen wie auf Männer. So war es den Kriegern Athens in Kampfzeiten verboten, Petersilie zu essen, weil man fürchtete, die stimulierende Wirkung könnte sie vom Kampf ablenken. Und in der „Odyssee" bedeckt die Nymphe Kalypso ihre Insel mit einem Teppich von Petersilie, als sie Odysseus dort verführte. Auch im Mittelalter lagen die Horte der (professionellen) Verführung in der „Petersiliengasse", „Petersilienstraße" oder „Petersilienmeile". Als besonders liebesfördernd galt die Verwendung der Wurzel. Ausschlaggebend hierfür mochte das der Petersilienwurzel innewohnende psychoaktive Myristicin sein.

Zwar konnte der bloße Verzehr von Wurzelstücken sensible Menschen in Wallung bringen, im Normalfall wurde für den Liebeszauber aber konzentrierte Petersilie benötigt. Reines ätherisches Petersilienöl war auch Bestandteil von „Flugsalben". Wer die Zauberkraft der Petersilie selbst einmal erproben will, der sollte auf dem Boden bleiben, einfach einige Stängel mit kochendem Wasser übergießen und 15 Minuten ziehen lassen. Zweimal täglich als Gesichtswasser verwendet, soll diese Mischung Sommersprossen zum Verschwinden bringen.

## Bedeutung in der Heilkunde

Das Gartenkraut treibt im Frühling gerade zur rechten Zeit aus, denn frisch geschnitten wirkt es wegen seines

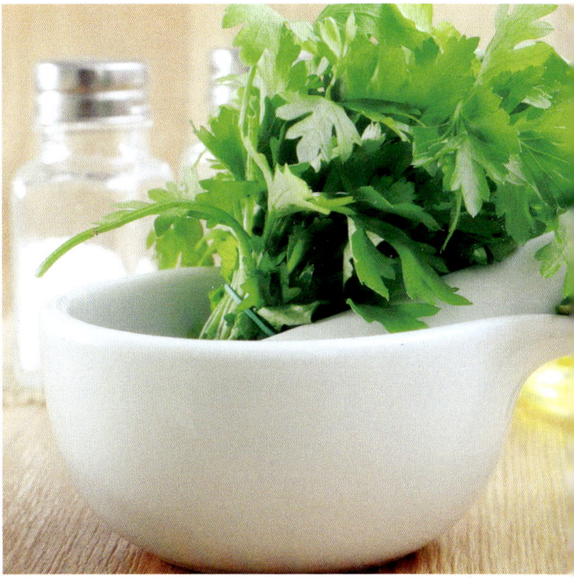

hohen Gehalts an Vitamin C allgemein belebend und reißt uns aus der Frühjahrsmüdigkeit. Doch reicht eine normale Gewürzdosis nicht aus, um wirklich Heilwirkung aus dem Kraut zu ziehen. Während in der Küche die frischen Blätter verwertet werden, zielt die Naturheilmedizin vor allem auf Samen und Wurzel der Petersilie ab. Heilend wirkt Tee. Hierfür werden ein bis zwei Teelöffel Samen oder Wurzel mit einer Tasse kochendem Wasser aufgegossen. Nach zehn Minuten kann der Tee abgeseiht werden. Man trinkt ihn in kleinen Schlucken, am besten bis zu drei Mal täglich.

Inhaltsstoffe der Petersilie sind neben Vitaminen auch Schleimstoffe, Karotin, Nitrat, wertvolle Mineralstoffe und ätherische Öle (u.a. Apiin

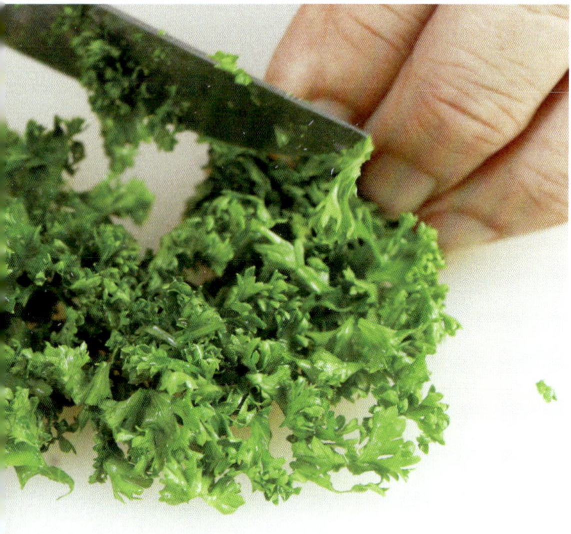

und Apiol). Wegen der abtreibenden Wirkung des Apiol und Apiin ist schwangeren Frauen davon abzuraten, Petersilie in hoch dosierten Form, vor allem als Tinktur, einzunehmen. Die Verwendung von Petersilienblättern als Küchengewürz ist für gesunde Schwangere unbedenklich, da die abortiv wirkenden Stoffe nur in den Samen der Petersilie konzentriert vorliegen.

Wird Petersilie innerlich als Tee oder Tinktur eingenommen, so verschafft sie Linderung bei träger Verdauung und Blähungen, bei Blasenentzündungen und Blasen- oder Nierensteinen (harn- und steintreibende Eigenschaft). Patienten mit einer Nierentzündung sollten allerdings keine Petersilie zu sich nehmen, da diese zu stark reizt. Bei Geburten unterstützt Petersilie die Kontraktion der Gebärmutter und unterstützt das Austreiben der Nachgeburt.

Äußerlich lässt sich Petersilientee oder die verdünnte Tinktur für Umschläge, Bäder oder Waschungen verwenden. Hier hilft die Pflanze bei Insektenstichen, Kopfschuppen und Geschwüren. Der Presssaft von frischen Blättern schützt die Haut vorbeugend vor Mückenstichen.

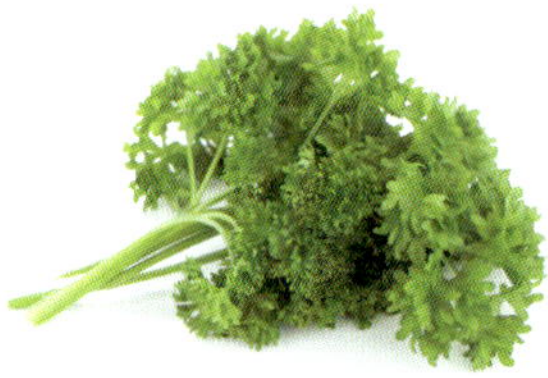

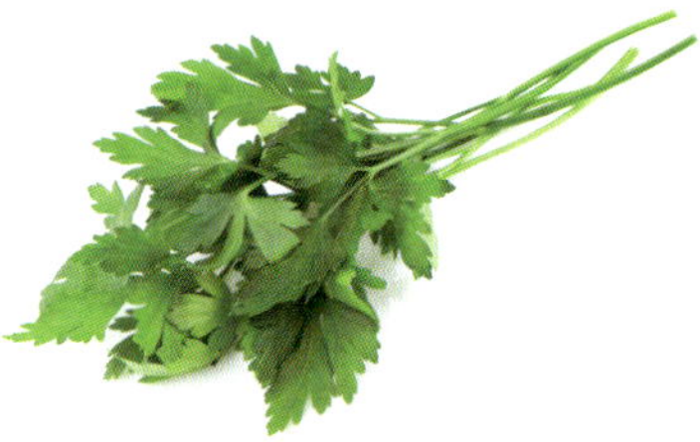

## ANWENDUNG

Petersilie sollte nicht in zu hoher Dosierung angewandt werden. Als sanftes Aphrodisiakum empfiehlt es sich, Wurzelaufgüsse zu trinken oder täglich acht bis zehn frische Stängel zu kauen.

# Pfeffer

**Wissenschaftlicher Name**
*Piper nigrum*

**Familie**
Pfeffergewächse *(Piperaceae)*

**Andere Namen**
Echter Pfeffer, Schwarzer Pfeffer

**Vorkommen**
Vietnam, Indonesien, Indien, Brasilien, Malaysia

**Standort**
feuchte, sonnige und dauerwarme, aber nicht heiße Plätze

## Botanische Beschreibung

Pfeffer ist eine sehr biegsame, immergrüne Kletterranke, die Längen um die zehn Meter erreichen kann. Ihre tiefgrünen Blätter sind schlank. Ihre Blüten stehen in etwa zehn Zentimeter langen Ähren. Sie ähneln der roten Johannisbeere, vor allem wenn sich aus den Samen kleine, kugelförmige Früchte entlang der Ähre bilden. Jedes Kügelchen misst etwa drei bis sechs Millimeter im Durchmesser, hat eine fleischige Konsistenz und gehört botanisch betrachtet zur Familie der Steinfrüchte. Seine Reifung dauert etwa ein halbes Jahr. Ist es ausgereift, hat das ursprünglich grüne Pfefferkorn eine intensive rote Farbe.

Pfeffer wird in verschiedenen Stadien seiner Reifung geerntet und unterschiedlich verarbeitet:

Schwarzer Pfeffer: Ernte des unreifen, grünen Pfeffers. Durch anschließende Fermentierung wird der Pfeffer schrumpelig und schwarz. Je später der Erntezeitpunkt gewählt wird, desto stärker ist sein Aroma. Das stärkste Aroma besitzt der „Tellicherry-Pfeffer", der nur in Indien aus den reiferen, gelb-orange gefärbten Früchten gewonnen wird.

Weißer Pfeffer: Ernte des vollreifen, roten Pfeffers. Wenn die Hülle entfernt ist, wird der übrig gebliebene Samen getrocknet und kommt als weißer Pfeffer in den Handel. Weißer Pfeffer ist scharf aber nicht aromatisch, da die Aromastoffe mit der Hülle entfernt wurden.

Grüner Pfeffer: Ernte des unreifen, grünen Pfeffers und Verhinderung der Fermentierung (und Schwarzfärbung) entweder durch extrem schnelle Trocknung oder durch das Einlegen in salzige beziehungsweise saure Lake. Grüner

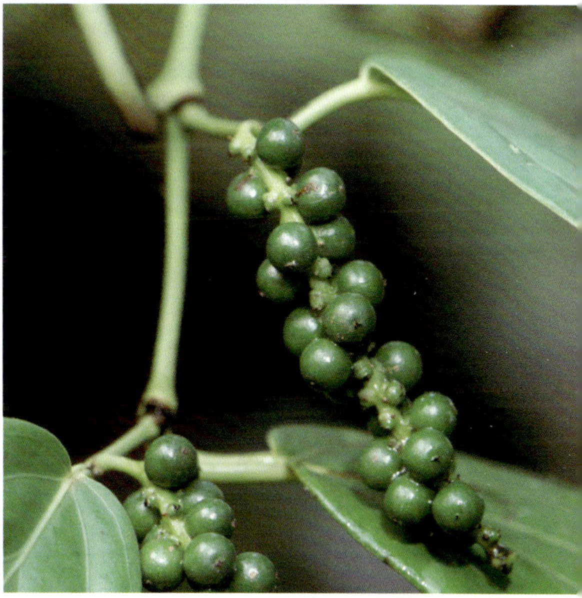

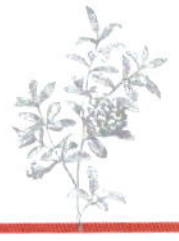

# Vanille

**Wissenschaftlicher Name**
*Vanilla planifolia*

**Familie**
Orchideen *(Orchidaceae)*

**Andere Namen**
Echte Vanille, Bourbon-Vanille

**Vorkommen**
tropische und subtropische Gebiete, unter anderem Madagaskar, die Komoren und Réunion

**Standort**
halbschattige Plätze in feuchtwarmen Klimaten

## Botanische Beschreibung

Die immergrüne Kletterorchidee kann Längen von bis zu 15 Metern erreichen. Ihre länglich-ovalen Blätter messen bis zu zwölf Zentimeter in der Länge und bis zu acht Zentimeter in der Breite. Gegenständig zu jedem Blatt wächst eine Luftwurzel. Die Pflanze blüht in üppigen Blütenständen mit bis zu 30 grün-gelblichen, duftenden Blüten. Wie bei Orchideen üblich, wirken auch die Blüten der Gewürzvanille wächsern. Die Blütendauer ist jeweils knapp bemessen. Bereits nach acht Stunden beginnt die Blüte zu welken und lässt einer Nachbarin der dicht besetzen Staude den Vortritt.

Ihre Kapselfrucht, botanisch inkorrekt aber hartnäckig Vanilleschote genannt, ist röhrenförmig bei einem Durchmesser von etwa 1,5 Zentimetern und erreicht Längen bis zu 30 Zentimetern. Ist die Kapselfrucht reif, springt sie auf und setzt unzählige glänzende, braun- schwarze Samen frei.

Der Anbau der Vanille könnte sich kaum aufwendiger gestalten. Zunächst erfolgt die Bestäubung von Hand. Dafür wird die Blüte vorsichtig angehoben und ihr Stempel mit den Blütenpollen freigelegt. Mittels eines spitzen Holzstäbchens werden die Pollen in die darunterliegende „Tasche" befördert. Haben sich die Kapselfrüchte herangebildet, werden sie noch vor ihrer Reife gepflückt. In diesem Stadium besitzen sie keinerlei Vanille-Duft. Um den herrlichen Duft entfalten zu können, werden die grünen Schoten mit heißem Wasser kurz abgebrüht, ins Schwitzen gebracht und anschließend schonend getrocknet. Die Kunst besteht darin, den Kapselfrüchten die Feuchtigkeit zu entziehen, ohne sie trocken werden zu lassen. Die fermentierten Vanilleschoten sind nachgedunkelt. Zeigen sich auf ihrer runzeligen Oberfläche weißliche Kristalle, so gilt dies als Zeichen hoher Qualität.

## Mythologische Bedeutung

Die Gewürzvanille ist „schwarzes Gold". Sie ist, nach Safran, das teuerste Gewürz der Welt. Viele Versuche waren gescheitert, bevor es schließlich gelang, die begehrte Pflanze auch außerhalb ihrer Heimatländer zu kultivieren. Da die Vanille bis dato nur in Mexiko gedieh, hatten die spanischen Eroberer lange das Monopol auf das kostbare Gewürz. Doch musste, wenn man so will, erst noch das zweite Geheimnis der Vanille (nach der Aromagewinnung) gelüftet werden: das Geheimnis ihrer Bestäubung. Denn nur die stachellose Meliponabiene und eine spezielle Kolibriart sind in der Lage die Vanille zu bestäuben – und beide Arten sind nur in Mexiko heimisch. Andernorts hatte man diese natürlichen Pollenüberträger nicht, und der Mensch musste lernen, die Pflanze von Hand zu befruchten.

Vanille wird als Gewürz gehandelt, ist aber seiner legendären erotisierenden Eigenschaften wegen auch als Duft in der Parfümherstellung und auf dem Kosmetiksektor gefragt. Sollte der Duft, nach Aromagewinnung und Bestäubung, das dritte Geheimnis der Pflanze gewesen sein? Die moderne Wissenschaft hat es jedenfalls gelüftet und eine enge chemische Verwandtschaft zwischen dem Duftstoff der Vanille, dem Vanillin und den Sexuallockstoffen des Menschen nachgewiesen. Kein Wunder also, dass Vanille ein beliebtes Einreibungsmittel der Indianerinnen des alten Mexiko war, um ihre sexuelle Attraktivität zu steigern. In dem bereits zitierten Handbuch der Heilmittel aus dem 19. Jahrhundert heißt es, die Vanille verbreite „vom Unterleibe aus die Empfindung von Wohlbehagen über den ganzen Körper, (...) erregt und unterhält bei beiden Geschlechtern den Trieb zur Begattung".

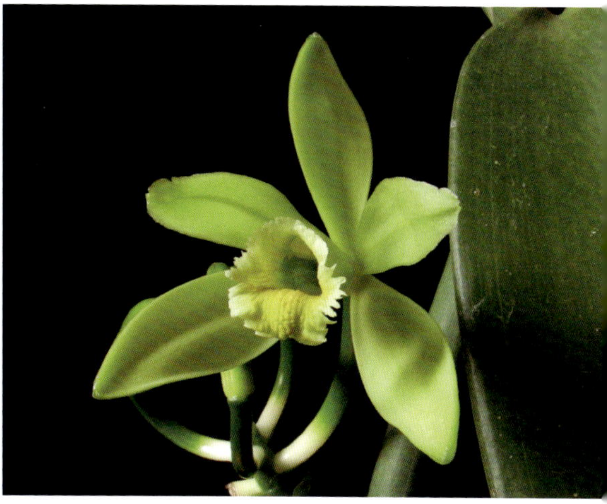

Vanille gehört zu den Gewürzen, deren Wirkstoffe in alkoholischer Lösung stärker wirken. Eine Vanilletinktur stellen Sie her, indem Sie 80 Gramm zerkleinerte Vanilleschoten und einen Liter Alkohol (70 Vol.-%) aus der Apotheke in ein verschließbares Glas geben. Gießen Sie die Flüssigkeit nach neun Tagen durch einen Filter und süßen Sie sie anschließend mit braunem Zucker. Die Tinktur ist zur täglichen tropfenweisen Einnahme in Tee oder Kakao geeignet.

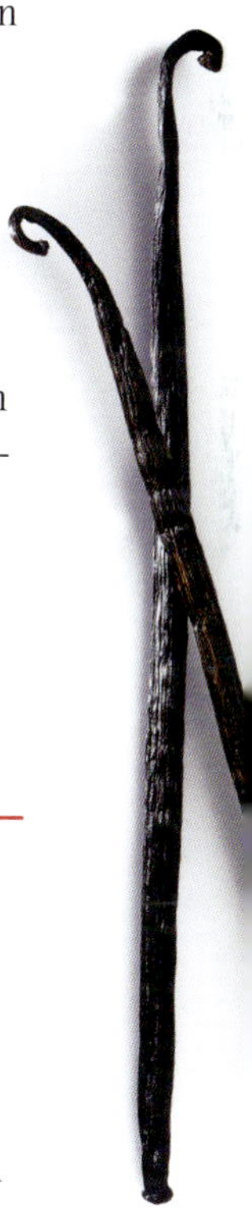

## Bedeutung in der Heilkunde

Vanille besteht aus Zucker, Fetten, Cellulose und Mineralstoffen. Ihre volksmedizinische Verwendung hat ihren Ursprung in den Heimatländern der Pflanze. Das Geheimnis, wie man aus der Vanille das begehrte und auch heilwirksame Aroma gewinnt, war streng gehütet. Denn das aromatische Aldehyd Vanillin wird erst durch die Fermentation während der Trocknung freigesetzt. Als die Azteken den Volksstamm der am Golf von Mexiko behei-

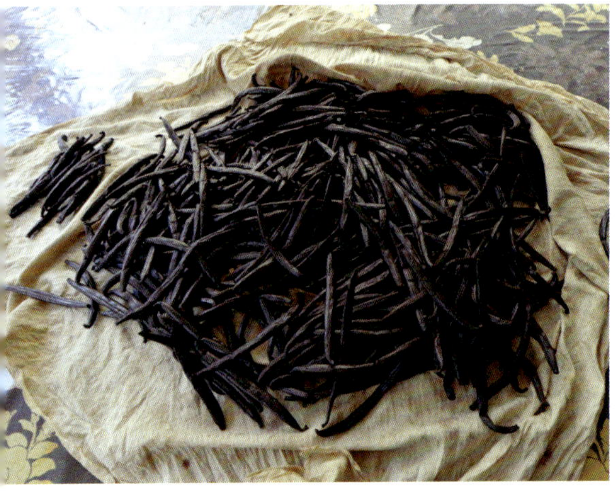

mateten Totonaken unterwarfen, ließen sie sich nicht umsonst einen Teil ihres Tributs in Vanille auszahlen. Die Azteken nannten die Vanille die „schwarze Blume“ und spielten damit auf die Schwarzfärbung der Kapseln nach der Fermentation an. Sie waren also im Besitz des kostbaren Geheimnisses und aromatisierten vorzugsweise ihren sonst bitter bis scharf schmeckenden Kakao oder Pfeilwurzeln. Sie taten dies bereits im Bewusstsein der heilkräftigen Wirkung. Vanille diente ihnen zur Stärkung der Nerven, des Gedächtnisses und der Konzentration. Und natürlich wussten sie um die stark aphrodisierende Wirkung des erregenden Aromas.

Als das kostbare Gewürz nach Europa gelangte, etablierte es sich dort vor allem auch als Mittel bei Gemütsleiden. So rät etwa Karl Heinrich Wilhelm Sundelin in seinem Handbuch der Heilmittel 1832 zu Vanille „bei fast an Lähmung grenzenden sensiblen und vitalen Erschöpfungszuständen“ und bei Melancholie. Doch letztlich bestätigt die Symptomatik wiederum den vitalisierenden, stimmungserhellenden und erregenden Aspekt des Mittels. Vanille trägt als Aphrodisiakum eine lebensbejahende Botschaft (Impuls zur Fortpflanzung) in sich und hilft in Phasen der Lebensverneinung.

Eine weitere Nutzung ist ihre dermatologische Anwendung. Denn Vanille wirkt gegen Entzündungen, antimikrobiell und pilztötend.

## WICHTIG

Aromatische Gewürze sind Sendeboten des Paradieses. Allerdings sollten Sie aufmerksam zwischen synthetischen beziehungsweise halbsynthetischen Vanillearomen und der echten Vanille unterscheiden. Auch die in Speiseeis als „echte Bourbonvanille“ ausgewiesenen schwarzen Pünktchen sind meist ausgelaugte gemahlene Vanillestangen, die mit synthetischem Vanillin versetzt wurden. Echte Vanille wird als Stangen einzeln oder paarweise in langen Plastikröhrchen verkauft.

# Ingwer

**Wissenschaftlicher Name**
*Zingiber officinarum*

**Familie**
Ingwergewächse *(Zingiberaceae)*

**Andere Namen**
Echter Ingwer, Imber, Ingwerwurzel

**Vorkommen**
Indien, China, Afrika, Jamaika, Australien und Florida

**Standort**
halbschattige, warme Plätze mit hoher Luftfeuchtigkeit

## Botanische Beschreibung

Die Heimat des Ingwers ist nicht eindeutig auszumachen, wird aber überwiegend auf den pazifischen Inseln vermutet. Fest steht, dass die Pflanze ausschließlich in feuchten, tropischen Gebieten gedeiht. Größter Ingwerlieferant ist China, als qualitativ bester Ingwer wird Jamaika- und Bengalingwer eingestuft.

Aus dem knolligen Wurzelstock des Ingwers treiben bis zu 1,5 Meter hohe Stängel mit langen, schmalen Blättern aus. Stängel und Blätter erinnern ihrem Wuchs nach an Schilfgewächse. Auf kürzeren Blütenstandschäften bildet sich ein dichter, ährenähnlicher Blütenstand. Die zahlreichen, herrlich duftenden Blüten sind, mit Ausnahme eines einzigen rötlich gefärbten Kronblatts, gelbgrün.

Die Kapselfrüchte des Ingwers tragen schwarze Samen und sind von einer weißen, fleischigen Hülle eingefasst. Von kommerziellem Interesse ist jedoch allein der horizontal im Boden kriechende, sich geweihartig verzweigende Wurzelstock. Wenn die Blüten welken, wird der Wurzelstock geerntet. Er kommt sowohl frisch als auch getrocknet oder gemahlen (seltener auch gesplittet) in den Handel. Bei der Trocknung verliert er rund 20 Prozent seines Gewichts.

Die „fingerartigen" Ingwerstücke sind grau bis hellbraun, schält man sie, sind sie deutlich heller bis weiß, als Bruch schmutziggrau bis hellbraun oder gelb (frisch). Gemahlener Ingwer ist gelbbraun. Der Geschmack lässt sich als erfrischend-aromatisch beschreiben, die Schärfe des Ingwers als brennend.

## Mythologische Bedeutung

Das Wissen um die aphrodisierende Wirkung des Ingwers ist aus der alten chinesischen und indischen Kultur hervorgegangen. Auf unseren Kontinent gelangte das Aphrodisiakum durch die Feldzüge Alexander des Großen (356–323 v. Chr.). Das antike Rom liebte Ingwer und belegte das Gewürz mit einer hohen Steuer. Unser Wissen über das Gewürz wurde in den Klöstern des frühen Mittelalters gebildet. Die aphrodisierenden Eigenschaften des Ingwers waren sicher auch dort bekannt, doch standen sie ebenso sicher nicht im Mittelpunkt des Interesses christlicher Klosterbrüder.

Durchgesetzt hat sich der Gebrauch von Ingwer eigentlich nur in England: Ob Kuchen, Gebäck, Chutney, Ingwerkonfitüre, Ingwerbier oder das vor allem Mitte des 20. Jahrhunderts regelrecht boomende alkoholfreie Ginger Ale: in vielen Traditionsrezepten blieb das Gewürz bis in die Neuzeit erhalten. Bei uns wurde das Interesse an Ingwer erst im Zuge der Fernostbegeisterung der „Wilden 60er" wiederbelebt. In Form von Gari, dem süßsauer eingelegten Ingwer, der zwischen den unterschiedlichen Sushi-Gängen gegessen wird, hatte das Gewürz erst jüngst, in den Jahren des Sushi-Booms, eine zweite Renaissance in der westlichen Welt. Ob Ginger Ale oder Gari auch sexuell stimulieren, wird in Internetforen gern diskutiert und belegt das Interesse an pflanzlichen Aphrodisiaka.

Wer über die erregende Kraft des Ingwers und seine Anwendung als Aphrodisiakum Kenntnis erlangen will, ist gut beraten, die traditionellen fernöstlichen Lehren zu konsultieren. Dort gilt Ingwer als „heiße Pflanze" und damit als Nahrung für den Feuergott Agni, der im Bauch des Menschen wohnt und dessen „hitzige Gefühle" reguliert. Eine erfüllte Sexualität ist im ayurvedischen Weltbild eine Grundvoraussetzung für Wohlbefinden und Gesundheit. Einem Mangel an sexueller Energie ist durch „heiße" Nahrung entgegenzuwirken. Das Aphrodisiakum Ingwer ist, um es mit Humor zu sagen, von der Speisekarte des Agni nicht wegzudenken.

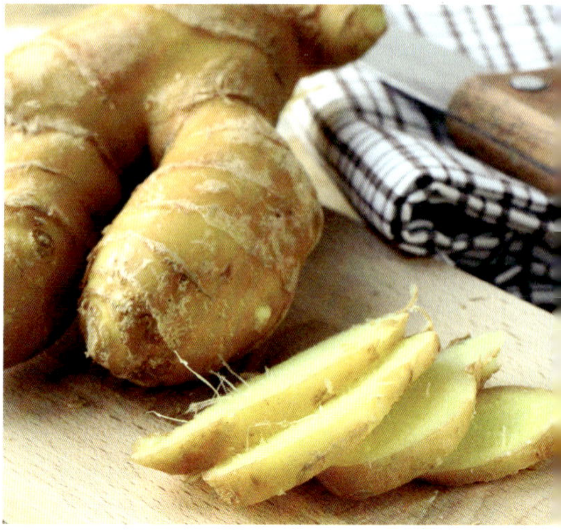

## Bedeutung in der Heilkunde

Ingwer ist traditionell eines der tonangebenden Gewürze in der asiatischen Küche. Doch war und ist er in Asien auch als Heilpflanze hochgeschätzt und wird beispielsweise bei Husten oder Augenleiden eingesetzt. Seine Heilwirkung geht auf die in ihm enthaltenen ätherische Öle und Scharfstoffe zurück. Diese wirken antibakteriell und antiviral. So ist Ingwer ein guter Begleiter durch die Erkältungszeit. Des Weiteren schützt die Knolle vor Übelkeit und Erbrechen. So mancher Seefahrer schwört auf den Verzehr von Ingwer gegen Seekrankheit; auch vorbeugend gegen Reisekrankheit ist Ingwer effektiv. Er wird zudem zur Bekämpfung von Schwangerschaftsübelkeit empfohlen.

Insgesamt wirkt Ingwer stark anregend. So befördert er die Fettverbrennung und soll Cellulites mindern.

Auch steigert er nachweislich die Produktion der Speisesäfte (Speichel und Magensaft) und regt Verdauung und Galle an. Als „Mittel zur Förderung der Verdauung und zur Stärkung der geschlechtlichen Aktivität" ist er übrigens bereits im Koran beschrieben und als heilige Pflanze verehrt. Bedeutsam ist Ingwer aber vor allem in der ayurvedischen Medizin: Er entfacht das innere göttliche und schöpferische Feuer (Agni) und kurbelt den Kreislauf an. Im scheinbaren Widerspruch zu diesen aktivierenden Qualitäten steht seine reizlindernde Wirkung auf Schleimhäute und Hautwunden bei der äußerlichen Anwendung.

Viel beachtet sind jüngst auch die schmerzlindernden Eigenschaften von Ingwerauszügen. Diese konnten erfolgreich bei der Therapie von Arthrose- und Rheumapatienten eingesetzt werden. Der Hintergrund: Ingwer ist reich an COX-2-Hemmern. Diese stark entzündungshemmenden Verbindungen können ein Schmerzenzym im Körper wirksam blockieren. Als Hausmittel gegen Rheuma und Muskelschmerzen war das Einlassen eines Ingwerbads schon vor langer Zeit bekannt.

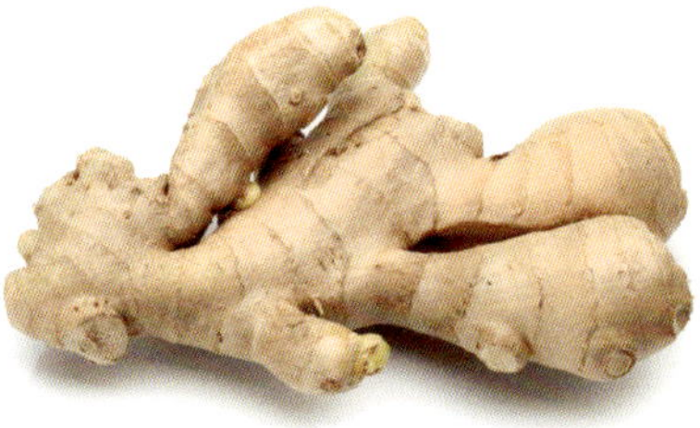

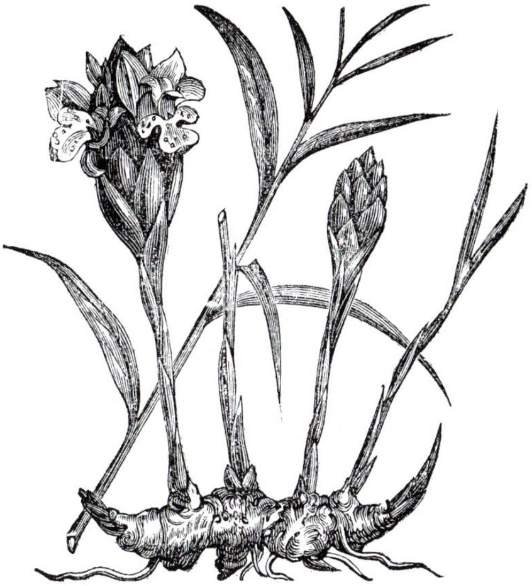

## ANWENDUNG

Soll Ingwer als Aphrodisiakum verwendet werden, ist der Verzehr des Wurzelstocks empfehlenswert. Ebenso kann die Wurzel ausgekocht (Ingwerwasser) oder aufgebrüht als Tee, eventuell abgerundet mit etwas Zitrone und Honig, getrunken werden. Auch als naturreiner Pflanzentrunk (Ingwerpresssaft) ist Ingwer erhältlich. Wird der Ingwer mit einer Muskatreibe fein gerieben, bevor man ihn ins kochende Wasser gibt, intensiviert sich sein Geschmack.

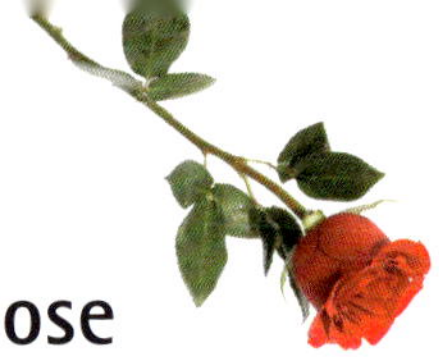

# Rose

**Wissenschaftlicher Name**
*Rosa canina*

**Familie**
Rosengewächse *(Rosaceae)*

**Andere Namen**
Feldrose, Heiderose, Wildrose, Mariendorn, Frauenrose, Heckenrose, Buttelrose, Hundsdorn, Hanbutten, Hetschepetsche

**Vorkommen**
fast ganz Europa, Asien und Nordamerika

**Standort**
sonnige Plätze

## Botanische Beschreibung

Die Rosen sind sommergrüne, selten immergrüne Sträucher. Ihre Sprossen sind aufrecht und bis rund vier Meter hoch oder auch kletternd. Stamm, Äste und Zweige sind mit Stacheln besetzt, die umgangssprachlich Dornen genannt werden. Die wechselständig stehenden Blätter sind unpaarig gefiedert und bestehen meist aus fünf bis neun am Rand gesägten Blättchen, die meist elliptisch bis eiförmig sind. Das Hauptmerkmal der Rose ist aber ihre auffällige, häufig wundervoll duftende Blüte, die sie zur „Königin der Blumen“ macht. Es gibt in der Regel fünf Kelchblätter. Der Durchmesser der Blütenkrone kann bis zu zehn Zentimeter betragen. Die fünf Kronblätter sind meist rosa bis rot, weiß, seltener gelb gefärbt. Bei den vielen Kulturformen ist die Blüte durch Umwandlung von Staubblättern in Kronblätter üppig gefüllt und gibt ihr die typische Schnittblumengestalt.

Die Frucht der Rosen ist die Hagebutte, eine Sammelnussfrucht. Die Einzelfrüchte sind einsamige Nüsschen von gelber bis brauner Farbe. Sie sind vom mehr oder weniger fleischigen, vergrößerten Blütenbecher umgeben, der innen oft behaart ist. In reifem Zustand ist die Hagebutte fleischig bis hart. Zur Fruchtreife fällt sie durch die typische Farbe in Rot-Orange auf. Die in der Hagebutte enthaltenen Nüsschen werden durch den Zerfall der Fruchthülle oder durch die Zerstörung der Hagebutte durch Tiere verbreitet.

## Bedeutung in der Heilkunde

In der Heilkunde werden vor allen Dingen die Hagebutten verwendet, aber auch die Rosenblätter kommen zum Einsatz. In einem alten Kräuterbuch findet sich zum Beispiel folgendes Rezept gegen Kopfschmerzen: Gegen einseitiges Kopfweh nehme man rote Rosenblätter und ein wenig Weizenmehl, mische das Ganze mit Essig und lasse es sieden, bis es dickflüssig wird. Diese Masse wird auf ein Leinentuch gestrichen und über die Schläfen gelegt. Aus den Kernen der reifen Hagebutte wurde eine Paste zubereitet, die gegen die Ruhr, Geschlechtskrankheiten und Magenweh helfen soll. Mit dem gesüßten Mark der Hagebutten, bei uns als Hagebuttenmarmelade bekannt, sollte man seine Mahlzeiten beenden, denn es verhindere, dass die Verdauungsdünste in den Kopf steigen.

Etwas ungewöhnlicher ist das Rezept für eine Wundsalbe, die vor allem Schwerthiebe besonders schnell heilen lassen sollte: Sie bestand aus pulverisierter menschlicher Hirnschale, Ton, Leinöl und Rosenöl. Wer sich die Hände in Rosenwasser wäscht, soll einer anderen Überlieferung nach Händezittern heilen können. Ein Wundermittel für fülliges Haupthaar wurde aus verbrannten Bienen, der Asche von Haselnussrinde, Kastanienrinde, Dattelschalen und Bohnen gewonnen, die mit Rosenöl angerührt wurden.

Je nach Farbe der Rosenblätter sollen sie auch unterschiedliche Wirkungen besessen haben. Gern wurden Rosenessig als Heilmittel verwendet, ebenso Rosenhonig oder einfach ein Rosensirup. Besonders kostbar war natürlich das Rosenöl, das im Orient mit Gold aufgewogen wurde.

## Mythologische Bedeutung

Wer kennt sie nicht, die Botschaft der Rose? Fast jeder Mensch auf dieser Welt weiß, was es bedeutet, rote Rosen geschenkt zu bekommen. Gibt es einen besseren Fingerzeig auf Liebe und Zuneigung? Keine andere Blume verkörpert die Licht- und Schattenseiten dieses Gefühls so eindrucksvoll – in Form, Duft und Farbe der Blüte erzählt die Rose uns vom Liebesglück, und in

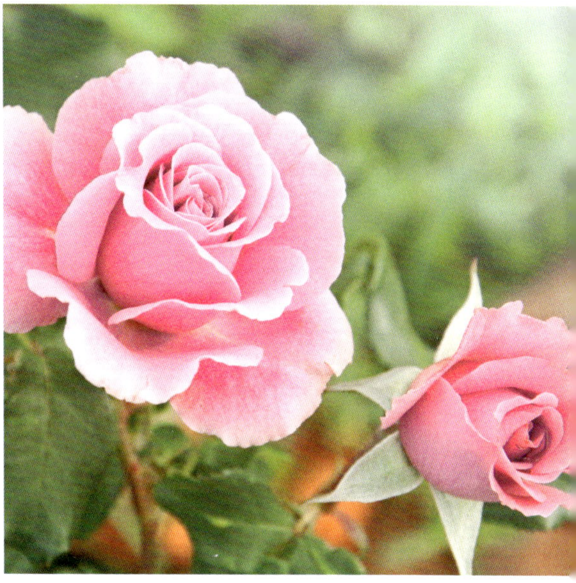

ihren Dornen zeigt sie uns das Liebesleid. „Keine Rose ohne Dornen“, heißt es, und wir meinen damit, dass es kein Licht ohne Schatten gibt, keine Lust ohne Schmerz.

Den Persern und Türken war die Rose immer schon heilig. Eine islamische Legende erzählt, dass die weißen Rosen aus den Schweißtropfen des Propheten Mohammed entstanden sind. Als wehrhafte Pflanze galt sie aber auch als probate Zauberpflanze gegen Hexerei. Vor allen Dingen schützte sie vor Schadenszauber in den Ställen und wurde deshalb gern dort angepflanzt. Die Rosenhecken waren nicht nur Dekoration, sondern schützten zugleich durch ihre Macht das umhegte Stück Land vor bösen Mächten. Hier denkt man natürlich auch an das

Märchen vom Dornröschen. Eine weiße Heckenrose schützte besonders gut vor Hexen, und blieb ein Werwolf an einer Heckenrose hängen, so verwandelte er sich wieder zurück in einen Menschen. Die kurze Dauer ihrer Blüte macht die Rose zudem zu einem Symbol für die Vergänglichkeit der Liebe und die Flüchtigkeit der Schönheit jedes Augenblicks. Alles Irdische muss vergehen – und übrig bleibt nichts als die Erinnerung. In diesem Sinne steht die Rose auch für Sterblichkeit und Tod. Geliebte Tote werden mit Rosen geschmückt, und Trauernde tragen Rosen in ihren Händen.

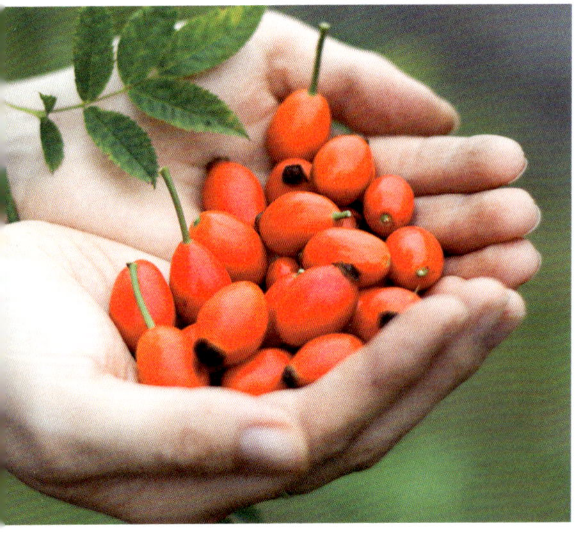

In der germanischen Tradition ist die fünfblättrige Heckenrose zwar der Liebesgöttin Freya geweiht, die auch „Mutter Rose" genannt wurde, doch die wilde rote Rose stand in erster Linie mit Kampf, Blut und Tod in Verbindung. Wunden, die mit einem Schwert geschlagen wurden, nannte man Rosen, und starb ein Krieger durch das Schwert, so hatte er „eine Rose bekommen". Vielfach markieren Flurnamen wie Rosengarten ehemalige Schlachtfelder und bezeugen, dass dort Tote begraben wurden. In die Scheiterhaufen, auf denen die Germanen ihre Leichen verbrannten, schichteten sie Rosenholz, denn die wilde Rose war für sie das Symbol des Lebens nach dem Tod.

Der germanische Gott Loki, mal Bösewicht, mal gütiger Herrscher über Luft und Feuer, bringt im Frühling die vom Winter in Beschlag genommene Erde zum Rosenlachen: Sobald die Wintergöttin lacht, schmelzen Schnee und Eis, und die Erde schmückt sich mit den Rosen des Frühlings. Die Rose ist hier Symbol des neuen Lebens, wie auch im Mythos der wunderschönen Göttin Aurora, der Morgenröte, die jeden Morgen mit ihren Rosenfingern das Morgenrot an den Himmel zaubert. Wenn sie sich in aller Frühe erhebt, sich in ihren safranfarbenen Mantel hüllt und ihre Rosse „Glanz" und „Schimmer" an ihren goldenen Wagen schirrt, beginnt ein neuer Tag auf der Erde. Die Rose ist Sinnbild für Leben und Tod – und für die Kraft der Liebe, die den Tod überwindet.

Die fünf Blätter der Rosenblüte offenbaren ein besonderes Geheimnis: Verbindet man jede zweite Spitze miteinander, erhält man ein Pentagramm, den fünfzackigen Stern, auch Drudenfuß genannt. Diesem Zeichen wird eine große Zauberkraft zugesprochen, und es soll vor bösen Geistern und Dämonen schützen. Auch steht es für den Menschen selbst, denn mit seinen fünf Extremitäten beschreibt auch er ein Pentagramm.

Von allen Bedeutungen, die der Rose zukommen, steht die der Liebe in all ihren Fassetten und Farben jedoch an erster Stelle. Sie ist die Blume der Venus und Aphrodite. Als diese geboren wurde, legte sich der Schaum der Brandung schützend um ihre Hüften. Und kaum war sie dem Wasser entstiegen, verwandelte er sich in Girlanden weißer Rosen.

In der Farbe Weiß verkörpert die Rose die unschuldige, reine und spirituelle Liebe, in der Farbe Rot hingegen die sinnliche, erotische und leidenschaftliche Liebe. Schon in der Antike war sie die Blume der Prostituierten, eine Tradition, die sich bis ins Mittelalter erhalten hat. Und auch heute noch bezeugen Straßennamen wie „Rosengasse" oder „Rosenwinkel", wem man hier begegnen konnte.

Die Christen versuchten zunächst, die so häufig mit Lust und Liebe verbundene Rosensymbolik zu verteufeln, mussten aber bald erkennen, dass sie vor der stark im Volk verwurzelten Verehrung für diese Pflanze zu kapitulieren hatten. Stattdessen deuteten sie die Rose um und erklärten die fünf Blütenblätter zum Sinnbild der fünf Wundmale Christi. Schließlich wurde sie zum Attribut der Jungfrau Maria, die häufig im Rosenhain oder Rosenhag abgebildet wird.

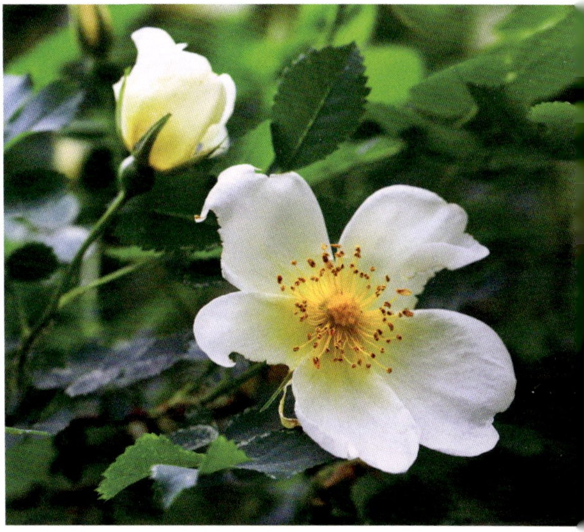

## ANWENDUNG

Mit Rosenzucker verleihen Sie verführerischen Leckereien einen zusätzlichen Kick. Dazu zerkleinern Sie 100 Gramm getrocknete Rosenblätter und 100 Gramm Zucker sehr fein mit dem Pürierstab oder verarbeiten beides in der Küchenmaschine zu Staubzucker. Anschließend den Rosenzucker in ein Glas füllen und dunkel aufbewahren. Er eignet sich hervorragend zum Bestäuben von Gebäck oder zum Süßen von selbst hergestelltem Marzipan.

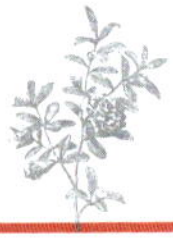

# Eisenkraut

**Wissenschaftlicher Name**
*Verbena officinalis*

**Familie**
Eisenkrautgewächse *(Verbenaceae)*

**Andere Namen**
Taubenkraut, Katzenblutkraut, Sagenkraut, Wunschkraut, Druidenkraut, Eisenhart, Eisenreich, Wundkraut, Stahlkraut, Heiliges Kraut, Junoträne, Venusader, Träne der Isis

**Vorkommen**
weltweit in gemäßigten und tropischen Gebieten

**Standort**
an Wegen, Hecken und Schuttplätzen

## Botanische Beschreibung

Das Echte Eisenkraut wächst als sommergrüne, meist kurzlebig krautige Pflanze, die Wuchshöhen von bis zu einem Meter erreichen kann. Der aufrechte, verzweigte Stängel ist vierkantig, die Blätter gegenständig am Stängel angeordnet. Die grob gezähnten Blätter sind bis zu acht Zentimeter lang bei einer Breite von bis zu fünf Zentimetern. Die Blütezeit reicht vom Mai bis Oktober, manchmal bis zum ersten Frost. Die relativ kleinen Blüten weisen fünf Blütenblätter auf, die von weißlicher bis rötlicher, hellvioletter bis bläulicher Farbe sind.

## Bedeutung in der Heilkunde

Das Echte Eisenkraut hat in der Pflanzenheilkunde eine lange Tradition, die bis in die Antike zurückreicht. Ihm wurden harntreibende, den Gallenfluss anregende und antirheumatische Wirkungen zugeschrieben. Trotz des auffälligen Namens enthält die Pflanze allerdings kein Eisen.

Da ihr große stärkende Kräfte nachgesagt wurden, galt es in alten Kräuterbüchern als Allheilmittel: „Eisenkraut heilt allerlei innerliche Geberchen. Es ist ein bewährtes Mittel bei Nervenleiden, Schwäche, Keuchhusten und Fieber. Siedet man eine Handvoll in Weißwein, trinkt davon nüchtern morgens und abends, beseitigt man Verstopfung der Leber, der Milz, entfernt Gelbsucht, treibt den Stein aus und befördert das zurückgebliebene Harnen. Ein Kranz, um das Haupt gelegt, lindert Kopfweh.“ Noch Sebastian Kneipp empfahl Eisenkrauttee bei allen möglichen Gebrechen.

Die Naturheilkunde heute sieht den Anwendungsbereich des Eisenkrauts deutlich eingeschränkter. Lediglich bei Katarrhen der oberen Luftwege kommt das blühende Kraut noch zum Einsatz.

## Mythologische Bedeutung

Schon Plinius berichtete, dass die gallischen Kelten das Eisenkraut als Prophetie verleihende Pflanze nutzten. Aber auch die Römer selbst nutzten das Eisenkraut auf symbolische Weise: Wurde ein Gesandter zu Friedensverhandlungen geschickt, steckte er sich Eisenkraut an den Hut oder umkränzte sein Haupt mit Eisenkraut. Zudem wurde der Altar des Jupiter mit Wedeln aus Eisenkraut gereinigt.

Der Name des Krautes leitet sich wahrscheinlich von dem althochdeutschen „is“ für „fest“, „hart“ ab, eine typische Eigenschaft des Stängels. Angeblich soll die Beigabe von Eisenkraut beim Schmiedeprozess Eisen besonders gut härten. Überhaupt galt es als ein wahrer Hort an Wunderkräften, und noch Luther beklagte den Aberglauben, der sich um diese Zauberpflanze rankte. So soll Eisenkraut Kindern Lernfreude vermitteln und den Kopf erfrischen. Vor dem Zubettgehen genossen, würden sich Orakelträume einstellen. Pferden, denen man das Kraut in den Schwanz flocht, sollten schneller laufen. Bestreute man einen Acker damit, sollte der Ertrag um ein Vielfaches gesteigert werden können. Außerdem würde das Feld von Unwettern verschont bleiben.

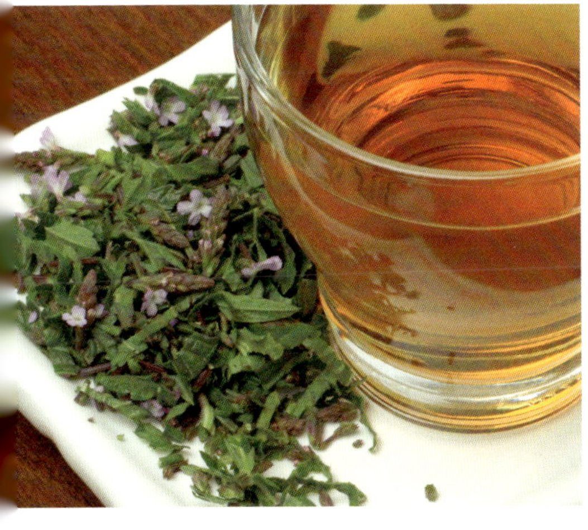

Eine ganz besondere Kraft besitzt das Kraut der Überlieferung zufolge im zwischenmenschlichen Bereich. So heißt es, dass wer sich mit Eisenkraut bestreicht oder eine mit einem goldenen Löffel ausgegrabene Pflanze bei sich trägt, niemals Feindseligkeit auf sich ziehen könne und von allen geliebt würde. Wenn man ein Gasthaus damit bestreicht, soll dies den Effekt haben, dass alle Gäste fröhlich sind und keine Streitigkeiten ausbrechen. Von dieser friedensstiftenden Wirkung ist es nicht weit zum Liebeszauber. Dazu trug natürlich auch die Vorstellung bei, dass das Eisenkraut besonders hart machen könne. Entsprechend galt es für Männer als ein wichtiges Aphrodisiakum. Im Mittelalter wurde es daher oft als Potenzmittel verordnet.

## ANWENDUNG

Eisenkrauttee befreit von zähem Schleim, zum Beispiel bei Nasennebenhöhlenentzündungen, Bronchitis und Entzündungen im Mund- und Rachenraum mit lästigem Räuspern. Es kann auch unterstützend mit konzentriertem Eisenkrauttee gegurgelt und der Dampf des Tees inhaliert werden. Um ihn zuzubereiten überbrühen Sie einen Teelöffel getrocknetes oder zwei Teelöffel frisches Eisenkraut mit einem Viertel Liter Wasser und lassen das Ganze zehn Minuten zugedeckt ziehen.

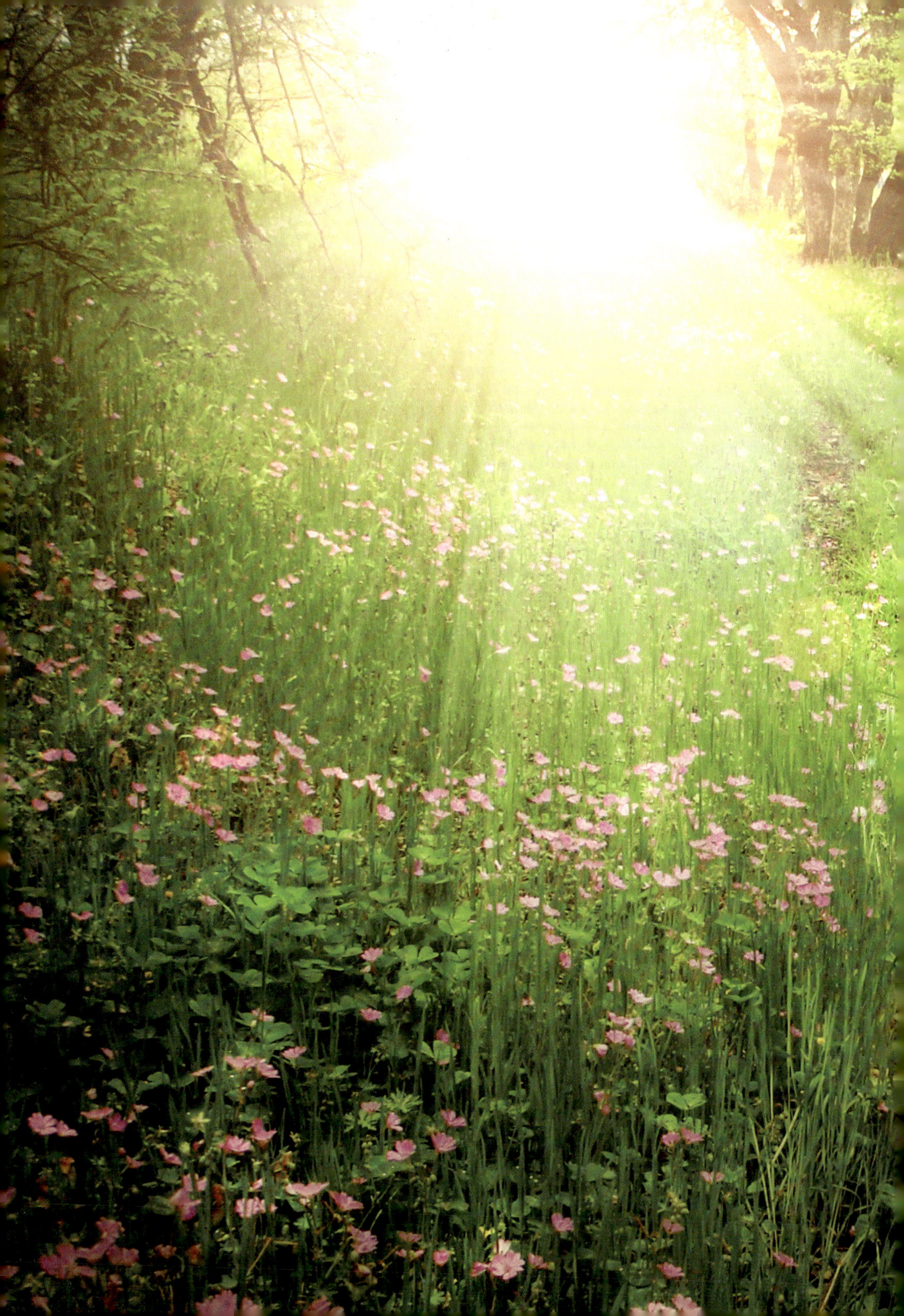

# Medizin der Götter – Pflanzen der Weisheit

Dieses abschließende Kapitel widmet sich den Pflanzen, die gemeinhin als „typische" Zauber- und Hexenpflanzen betrachtet werden, allen voran die Nachtschattengewächse wie Bilsenkraut, Tollkirsche, Alraune und Stechapfel. Viele von ihnen habe eine halluzinogene Wirkung, welche die oft als Hexenwerk verteufelten Pflanzen in einem anderen Licht erscheinen lässt, nämlich als Schlüssel zu den Pforten anderer Welten. So gesehen sind diese Zauberpflanzen ein äußerst wirkungsvolles Mittel, um in eine höhere Dimension vorzudringen. Leider sind aber gerade die Pflanzen der Weisheit in aller Regel auch besonders giftig, und der unbedachte Konsum führt nicht selten direkt ins Jenseits. Darum ist strikt von der Einnahme aller Pflanzen in diesem Kapitel abzuraten.

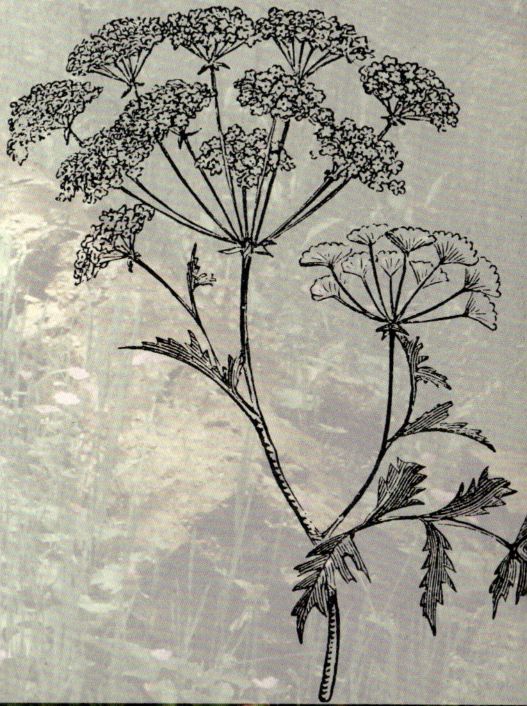

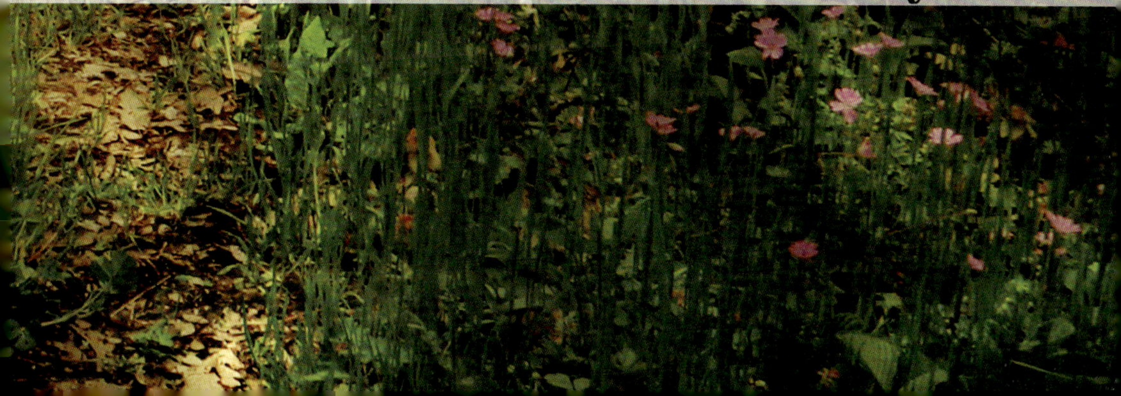

# Schwarzes Bilsenkraut

**Wissenschaftlicher Name**
*Hyoscyamus niger*

**Familie**
Nachtschattengewächse *(Solanaceae)*

**Andere Namen**
Schweinekaraut, Malle, Apolloniakraut, Schlafkraut, Hühnertod, Saubohne, Zigeunerkraut, Teufelsauge, Prophetenkraut, Tollkraut, Teufelswurz

**Vorkommen**
Europa, Asien, Nordamerika, Australien

**Standort**
vornehmlich an Wegrändern, auf Brachflächen und in Mauerritzen

## Botanische Beschreibung

Das Schwarze Bilsenkraut ist eine selten gewordene ein- oder zweijährige Pflanze, die stickstoffreiche Böden bevorzugt. Sie kann eine Höhe von bis zu einem Meter erreichen. An dem behaarten Stängel sind eiförmige, gezähnte, ebenfalls behaarte und leicht klebrige Blätter wechselständig angeordnet. In den Blattachseln wachsen von Juni bis Oktober die auffälligen gelben Blüten, deren Blätter ganz von violetten Adern durchzogen sind. Sie verströmen einen intensiven, eher unangenehmen Geruch. Die Frucht ist eine Kapsel, die eine große Menge an schwarzen, bohnenförmigen Samen enthält, von denen aber nur ein geringer Teil keimen kann.

Die Pflanze ist in allen ihren Teilen stark giftig. Eine besonders hohe Konzentration wird in den Wurzeln und den Samen erreicht. Es sind in der Hauptsache Alkaloide wie Atrophien, Hyoscyamin und Scoplolamin, die für diese Toxizität verantwortlich sind.

Bei einer Vergiftung mit Bilsenkraut treten körperliche Symptome wie Hautrötung, trockener Mund und Herzrhythmusstörungen auf. Damit einher geht eine große Unruhe, die in eine lähmende Schläfrigkeit übergehen kann. Halluzinationen quälen den Vergifteten, der bald das Bewusstsein verliert und Gefahr läuft, an Atemlähmung zu sterben. Schließlich fällt der Vergiftete in einen Schlaf, in dem wirre, Angst besetzte Träume vorherrschen. Es sind Fälle bekannt, in denen die Rauschwirkung mehrere Tage angehalten hat. Irreversible Schäden am Nervensystem sind die Folge, die Gedächtnisverluste und Verhaltensstörungen hervorrufen.

## Mythologische Bedeutung

Der lateinische Name des Bilsenkrauts leitet sich von dem griechischen Wort „Hyoskyamos“ ab, was soviel wie „Schweinekraut“ bedeutet. Dabei handelt es sich um eine Anspielung auf die Sage von Odysseus, dessen Gefährten von der Zauberin Kirke mithilfe des Bilsenkrauts in Schweine verwandelt wurden. In Griechenland nannte man das Bilsenkraut auch „Pythonen“ nach der Pythia, der Priesterin im Tempel des Apollo zu Delphi, möglicherweise weil es dort auch zum Einsatz kam, um bewusstseinsverändernde Zustände und damit Visionen zu erzeugen.

Das deutsche Wort geht auf das althochdeutsche „bilisa" zurück, das möglicherweise in einem etymologischen Zusammenhang mit dem Namen des keltischen Belenus steht, der ebenso wie Apollo als Gott der Sonne galt und ebenso wie dieser das Licht der Erkenntnis schenken, aber auch den Tod bringen konnte. Hellseherische Trance und tödliche Dosis liegen beim Bilsenkraut nahe beieinander.

Im Mittelalter nutzte man ebenfalls die durch das Bilsenkraut verursachten prophetischen Zustände. Albertus Magnus berichtete im 13. Jahrhundert, dass Geisterbeschwörer mit Bilsenkraut arbeiteten. Aus den Akten von Hexenprozessen wissen wir, dass gern mit Bestandteilen des Bilsenkrauts gezaubert wurde. So habe eine Frau sich dazu bekannt, einen Mann dazu gebracht zu haben, sich in sie zu verlieben, indem sie ihm die Erde vom Grab des Sohnes eines Henkers, die gemahlenen Knochen von einem Totenschädel, etwas Salz, einige Schamhaare sowie Bilksenkrautsamen in die Schuhe gelegt habe. Daraufhin hätte der arme Mann nicht anders gekonnt als ihr nachzulaufen. In Goslar streute eine „Hexe" Bilsenkrautsamen zwischen zwei Liebende, um sie voneinander zu trennen. Dann streute sie die Samen wieder vor ihrem Laden aus, um die

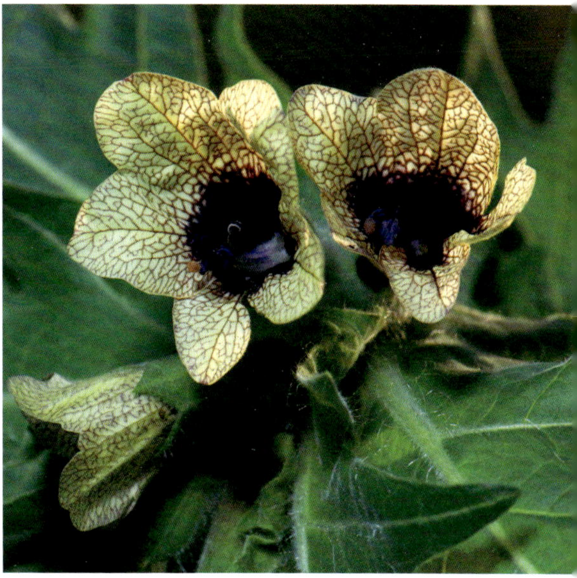

Leute gegen ihren Willen dazu zu nötigen, etwas bei ihr zu Wucherpreisen zu kaufen. In Litauen glaubte man, dass man jemandem seinen Willen aufzwingen könne, indem man einen Tee aus Bilsenkraut kocht und dabei an das denkt, was man sich von dem anderen wünscht. Trank der Betreffende den Tee dann aus, musste er genau dies ausführen.

## Bedeutung in der Heilkunde

Der Alkaloidgehalt des Schwarzen Bilsenkrauts ist zwar nicht so hoch wie bei der Tollkirsche, er reicht aber völlig aus, um einen Menschen zu töten. Die narkotisierende Wirkung wurde schon in der Antike in der Heilkunde genutzt, um Krämpfe zu lösen und Schmerzen zu stillen. Auch Hühnerdiebe setzten auf die sedierende Wirkung der Samen und streuten sie um die Ställe. Pickte das Federvieh die Samen auf, schlief es alsbald ein und ließ sich anstandslos und ohne Gezeter stehlen. Dasselbe soll auch mit Fischen geklappt haben. Durch das Einatmen des Rauches ging man gegen asthmatische Erkrankungen vor. Auch Zahnschmerzen sollen durch die beim Verbrennen auf Kohle oder heißen Eisenplatten freigesetzten Inhaltsstoffe gelindert worden sein, wobei man glaubte, die in den Zähnen bohrenden Würmer würden durch den Rauch abgetötet. Weil der Gehalt der Inhaltsstoffe sich jedoch nur schwer abschätzen lässt, kam es bei solchen Behandlungen immer wieder zu unerwünschten Vergiftungserscheinungen und zu Halluzinationen. Für alle Bierliebhaber interessant: In den Tagen vor der Einführung des bayerischen Reinheitsgebots im Jahre 1516 durch Herzog Albrecht IV. wurden Bilsenkrautsamen gern dem Bier beigemengt, um dessen Rauschwirkung zu verstärken. Der Name der Stadt Pilsen soll sich aus dieser Gepflogenheit ableiten.

Das Bilsenkraut dürfte das Hexenkraut schlechthin gewesen sein, und seine Wirkung war sicherlich schon in vorgeschichtlichen Zeiten bekannt. Eine typische Erfahrung, die sich nach dem Genuss von Bilsenkraut einstellt, ist das Gefühl zu fliegen, aber auch die Verwandlung in ein Tier. Das lässt einerseits an indigene Traditionen denken, in deren Rahmen Schamanen die Pflanze möglicherweise nutzten, um sich in die Gestalt eines Tieres zu versetzen, andererseits erinnert es an die Vorstellungen von Werwölfen, also von Menschen, die sich bei Vollmond in einen Wolf verwandeln. Bilsenkraut war zudem ein Hauptbestandteil der sogenannten Hexensalbe, und so mag die Vorstellung vom Flug durch die Lüfte auf die Wirkung der Inhaltsstoffe des Bilsenkrauts zurückzuführen sein. Zum Tode verurteilten Hexen verabreichte man vor dem Gang auf den Scheiterhaufen vielfach einen Trank aus Bilsenkraut, gewissermaßen als letzten Gnadenakt.

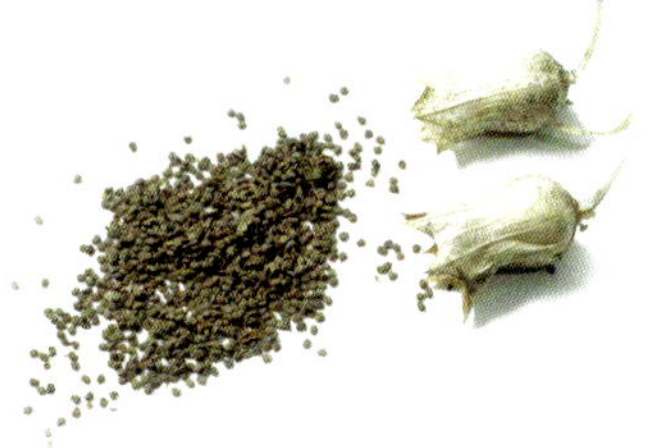

## ACHTUNG

Von der Anwendung des Bilsenkrauts ist in jedem Falle abzuraten. Die Dosierung der Pflanze ist nur schwer möglich, da sich die Menge an Alkaloiden nicht im Vorfeld bestimmen lässt. Eine letale Dosis ist schnell verabreicht. Schon 15 Samen sollen für Kinder tödlich sein.

# Tollkirsche

**Wissenschaftlicher Name**
*Atropa belladonna*
**Familie**
Nachtschattengewächse *(Solanaceae)*
**Andere Namen**
Beilwurz, Bockwurz, Krötenblume, Dollkraut, Höllenkraut, Mörderbeere, Schlafkirsche, Wolfsauge, Wutbeere
**Vorkommen**
Mittel- und Südeuropa sowie Kleinasien
**Standort**
schattige Plätze in Laub- und Mischwäldern

## Botanische Beschreibung

Die Tollkirsche ist eine mehrjährige Staude mit länglichen Blättern und braunen bis violetten Blüten, umrahmt von einem fünfzackigen grünen Kelch. Sie kann eine Höhe bis zu zwei Metern erreichen, man trifft sie aber für gewöhnlich eher in Wuchshöhen von 30 Zentimetern bis 1,5 Metern an. Die Blütezeit der Belladonna ist Ende Mai. Die Blüte ist je nach Art hängend oder aufrecht stehend und gleicht einer Glocke. Die Früchte sind kugelig („Kirschen") und zumeist schwarz. Seltener ist eine Varietät, die gelbe Beeren ausbildet. In den Beeren sind sehr viele Samen enthalten.

Die Tollkirsche enthält in nahezu allen Teilen große Mengen an Alkaloiden, darunter Scopolamin und das sehr giftige Hyoscyamin, das durch Trocknen zu Atrophin wird. Bereits eine Viertelstunde nach der Einnahme stellen sich die ersten Vergiftungserscheinungen ein. Diese äußern sich in psychomotorischer Unruhe und einer allgemeine Erregung, die nicht selten von starken erotischen Gefühlen begleitet wird. Hinzu kommt eine starke Euphorie, die von Weinkrämpfen abgelöst wird. Neben einem starken Rededrang macht sich auch ein starker Bewegungsdrang bemerkbar. Die Erregungszustände können bedrohliche Ausmaße annehmen und mit Irrereden, Schreien sowie Tobsuchtsanfällen einhergehen. Auch Halluzinationen gehören zum Belladonnarausch, sie werden als teuflisch und zutiefst erschreckend beschrieben. Von jeglichen Experimenten mit der Einnahme von Tollkirschen muss daher dringend

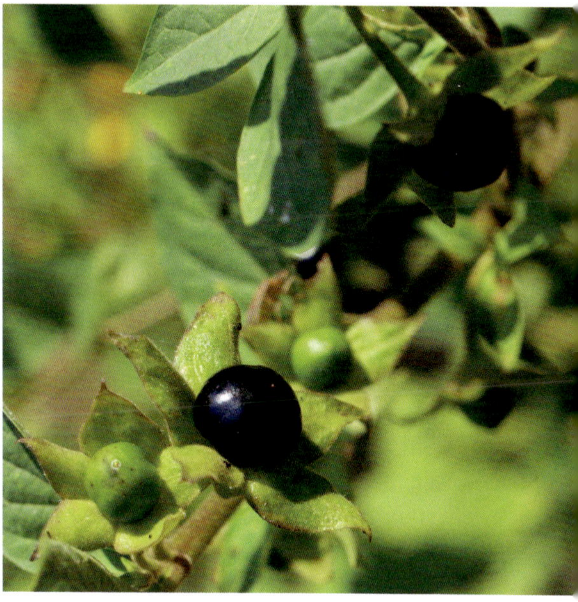

# Alraune

**Wissenschaftlicher Name**
*Mandragora officinarum*

**Familie**
Nachtschattengewächse *(Solanaceae)*

**Andere Namen**
Alraunmännchen, Galgenmännchen, Heckenmännchen, Springwurz, Wurzelknecht, Dollwurz, Zauberwurzel

**Vorkommen**
gesamter Mittelmeerraum

**Standort**
an Wegrändern sowie in Olivenhainen und Ruinen

## Botanische Beschreibung

Typisch für diese mehrjährige Pflanze ist die dicke, fleischige und knollige Wurzel, die kräftige Seitenwurzeln ausbildet und bis zu 50 Zentimeter lang sein kann. Auf der Erdoberseite ist hingegen nur eine Rosette aus dunkelgrünen Blättern erkennbar. Diese sind bis zu 40 Zentimeter lang, haben eine runzelige Oberfläche sowie einen gekräuselten Rand. Die Blüten, oft zu mehreren in der Mitte der Rosette stehend, haben die Form einer Glocke und sind von violetter Farbe bei einem Durchmesser von drei bis vier Zentimetern. Im Frühsommer entwickelt sich als Frucht eine gelbe bis orangefarbene Beere.

Die Alraune ist sehr selten und steht bei uns unter strengem Naturschutz. Sie enthält in allen Teilen stark giftige Alkaloide, darunter Hyoscyamin und Scopolamin.

Die Vergiftungserscheinungen ähneln denen anderer Nachtschattengewächse wie Tollkirsche und Bilsenkraut und umfassen körperliche Symptome wie akute Hautrötung, Mundtrockenheit, Erweiterung der Pupillen und Herzrasen. Es stellt sich zudem eine nervöse Unruhe ein, die von extremer Schläfrigkeit abgelöst werden und in komatöse Zustände übergehen kann. Daneben sind Verwirrtheit und Halluzinationen typisch. Es besteht die Gefahr der Bewusstlosigkeit und der Atemlähmung mit Todesfolge.

## Bedeutung in der Heilkunde

Bezüglich ihrer Inhaltsstoffe und deren Wirkung unterscheidet sich die Alraune kaum von anderen Nachtschattengewächsen. Entsprechend wurde auch die Mandragora als Aphrodisiakum eingesetzt sowie als Schlaf-, Beruhigungs- und Betäubungsmittel.

Der italienische Arzt und Botaniker Pietro Andrea Mattioli berichtete, dass er einem Patienten vor einer Operation ein Glas Wein zu trinken gab, in dem er die Wurzel einer Alraune gekocht hatte. So versetzte er den Patienten unter Narkose und konnte ganz frei an ihm herumschneiden. Sollte er einmal eine zu hohe Dosis des Narkotikums erwischt haben, bespritzte er einfach das Gesicht des Betroffenen mit Essigwasser und hielt ihm gemahlenen Pfeffer unter die Nase – durch das daraufhin eintretende Niesen würde der

Patient auf alle Fälle wieder erwachen. Bei nervöser Unruhe bestrich er die Schläfen des Kranken mit einem aus der Wurzel hergestellten Öl, während die Rinde der Wurzel bei geröteten Augen, Geschwüren und bei Kröpfen zum Einsatz kam.

Aus einem Kräuterbuch des 17. Jahrhundert ist uns das Rezept eines Alraunwassers überliefert: „Kraut und Wurzel werden gestoßen und am Ende des Mayen gebrannt. Dieses Wasser getrunken oder die Stirn und Schläf damit bestrichen, macht schlafen. Morgens und abends zwei oder drei Tag nacheinander die Stirn und Schläf damit bestrichen, ist gut fürs Hauptweh, so es von der Hitze kommt." Doch schon damals warnte man vor dem Gebrauch der Wurzel, da man um ihre Giftigkeit wusste. Hildegard von Bingen formulierte dies so: „Jedoch ist bei diesem Kraut, auch wegen seiner Ähnlichkeit mit dem Menschen, mehr teuflische Einflüsterung als bei anderen Kräutern dabei und stellt ihm nach."

## Mythologische Bedeutung

Von allen Hexenkräutern hat sicherlich die Alraune die Fantasie der Menschen ganz besonders angeregt. Die an einen Menschen erinnernde Gestalt der Wurzel machte sie zu einer der begehrtesten Zauberpflanzen überhaupt. Schon ihr deutscher Name ist vielsagend: Er leitet sich aus dem germanischen Wort „runa" für Zauber ab, das noch heute

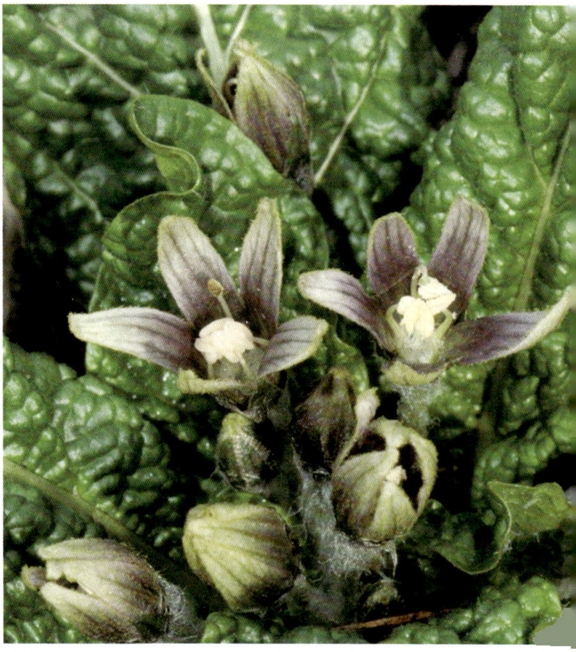

in Wörtern wie „raunen" und „Rune", den Zauberzeichen der Germanen, anklingt. Die Mandragora ist zudem eine äußerst seltene Pflanze, was sie sehr wertvoll machte. Entsprechend waren viele Fälschungen im Umlauf, und so mancher erstand für teures Geld lediglich eine geschnitzte Rübe.

Wer jedoch eine Alraune besaß, verfügte über eine der mächtigsten Zauberpflanzen überhaupt: Alle Wünsche, so hieß es, könne einem der Alraun verschaffen, man wäre unverwundbar und könne sich unsichtbar machen. Der Alraun würde einem überdies den Weg zu verborgenen Schätzen zeigen und jede Krankheit von einem fernhalten. Nicht selten kleideten die stolzen Besitzer ihren Alraun wie eine Puppe in Samt und Seide und betteten sie in kostbar ausstaffierte Schachteln. Alraunen wurden auch vererbt, zumeist vom Vater auf den jüngsten Sohn.

Dabei war das Finden und Ausgraben einer Alraunwurzel von allerlei komplizierten Ritualen begleitet. Schon der griechische Philosoph und Naturforscher Theophrastus berichtet, dass es wichtig sei, vor dem Graben mit einem Schwert dreimal einen Kreis um die Pflanze zu ziehen und bei der Arbeit darauf zu achten, mit dem Gesicht stets Richtung Westen zu blicken. Im Mittelalter glaubte man, dass die Alraune beim Versuch, sie aus der Erde zu ziehen, einen entsetzlichen Schrei von sich gebe, der alle, die ihn vernehmen, sofort tot umfallen ließe. Daher band man die Wurzel an den Schwanz eines Hundes, den man aus sicherem Abstand zu sich rief. Nach Hause gebracht, musste man den „Erdmann" in warmem Wasser und in Wein baden und dann mit dem Badewasser Haus und Hof besprengen, um das Hausglück zu vermehren.

Es heißt, dass die griechische Liebesgöttin Aphrodite in ihren Gärten auch die Mandragora wachsen ließ. Nicht umsonst galt die Alraune als wichtiger Bestandteil der Liebestränke. Dabei soll die Wirkung auf die Geschlechter unterschiedlich ausgefallen, je nachdem, ob die Alraune in männlicher oder in weiblicher Gestalt auftritt. Wird einem

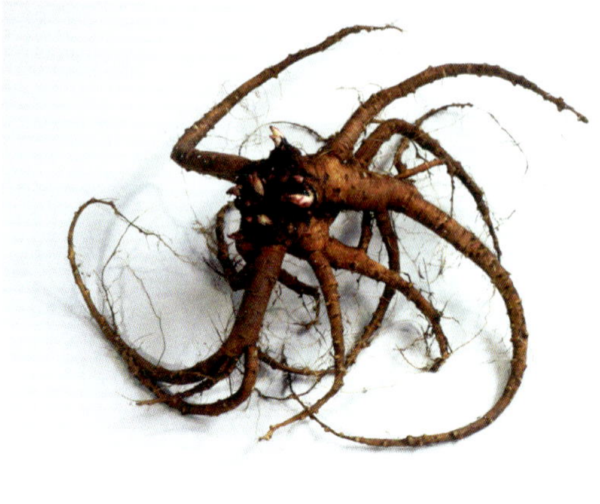

Mann eine Alraune mit weiblicher Gestalt verabreicht, soll dies nach Hildegard von Bingen sogar geeignet sein, seine unkeuschen Gelüste einzudämmen – und umgekehrt. Die mittelalterliche Heilkundige empfiehlt sogar, sich gegen Schwermut im Schlaf eine Wurzel neben sich auf das Kopfkissen zu legen, aber nur, wenn diese zuvor in einer Quelle gereinigt und so aller teuflischen Macht beraubt worden wäre.

## ACHTUNG

Die starke Toxizität der Mandragora verbietet – wie bei allen Nachtschattengewächsen – die Anwendung der Pflanze im herkömmlichen Sinne. Da sie auch heute noch sehr selten zu finden und so gut wie gar nicht erhältlich ist, halten sich die Berichte über Selbstexperimente mit den absehbaren fatalen Folgen jedoch in Grenzen.

# Gemeiner Stechapfel

**Wissenschaftlicher Name**
*Datura stramonium*

**Familie**
Nachtschattengewächse *(Solanaceae)*

**Andere Namen**
Donnerkugel, Darmkugel, Rauchapfelkraut, Teufelsapfel, Zigeunerapfel, Tollkühner, Asthmablatt, Keuchblätter, schwarzer Kreuzkümmel, Igelskolben, Krötenmelde, Stachelnuss, Hexenkamm

**Vorkommen**
weltweit

**Standort**
an Wegrändern, Ackerrändern, auf Müll- und Schuttplätzen sowie seltener in Weinbergen

## Botanische Beschreibung

Woher der Stechapfel ursprünglich kam, ist unklar. Sehr wahrscheinlich handelt es sich um einen Neophyten aus Nord- oder Mittelamerika, der sich im 16. Jahrhundert in Mitteleuropa ausbreitete. Es handelt sich dabei um eine aufrecht bis buschig wachsende einjährige Pflanze, die eine Höhe von bis zu zwei Metern erreichen kann und grün bis violett schimmert. Die Blätter sind an der Oberseite dunkelgrün und an der Unterseite graugrün. Sie sind eiförmig, unregelmäßig spitz gelappt bis doppelt gezähnt oder buchtig, weich und etwa handgroß. Vor allem die jungen Pflanzenteile sind behaart.

Der Gemeine Stechapfel blüht von Juni bis zum Oktober, öffnet seine Blüten allerdings erst zur Nacht, da sie hauptsächlich von Nachtfaltern besucht werden. Dabei verströmen sie einen intensiven süßlichen Duft, während der Geruch der übrigen Pflanze von vielen als eher unangenehm empfunden wird. Die Blüte gleicht einer Trompete mit fünf Spitzen und ist weiß, gelblich oder auch violett gefärbt. Aus den Blüten entstehen eiförmige Kapseln mit oder ohne Stacheln. Wenn sie reif ist, öffnet sich die Kapsel und gibt Hunderte kleiner schwarzer Samen frei.
Der Stechapfel ist in all seinen Teilen hochgiftig, besonders starke Konzentrationen der Alkaloide Hyoscamin und Scoplomanin sind in den Wurzeln und Samen zu finden. Seine Wirkung gleicht der anderer Nachtschattengewächse: gesteigerte Erregung, Halluzinationen, Übelkeit,

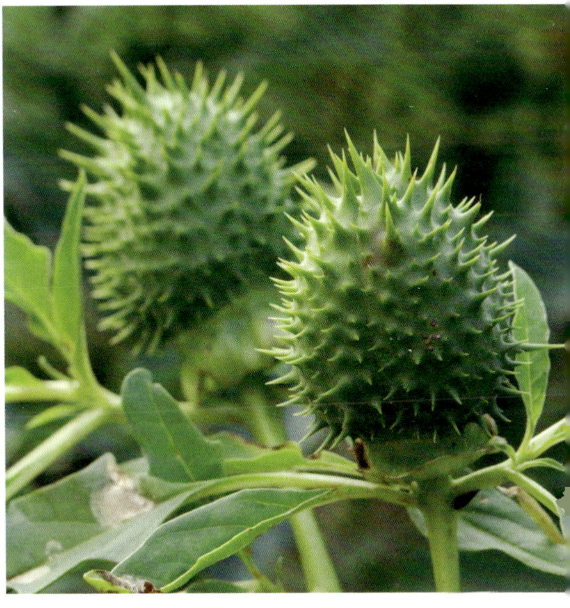

Sehstörungen und schließlich Atemlähmung, die zum Tod führen kann. Die in Pflanzengeschäften erhältlichen Engelstrompeten sind mit dem Stechapfel verwandt und wie dieser extrem giftig.

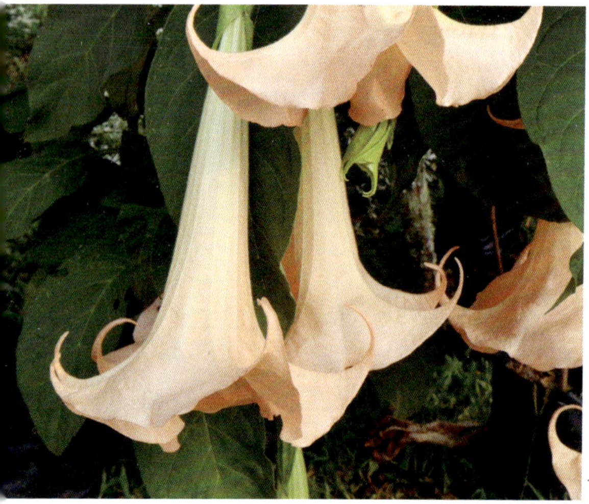

## Mythologische Bedeutung

Bei den Sinti galten die Samen des Stechapfels seit jeher als besonders zauberkräftig. Es heißt, dass die Frauen stets einen Beutel davon mit sich trugen. Litt jemand an Kopfschmerzen, hieß man ihn zur Mittagsstunde auf einen Berg steigen und sich dort niederlegen. Dann musste er eine Handvoll Stechapfelsamen hinter sich werfen und im Anschluss so viel essen, wie in ihn hineinpasste.

Mit dem Stechapfel sind einige Orakel verbunden: Keimt der Stechapfel früh im Jahr, soll der Sommer trocken werden. Ließ man am Tag des Heiligen Andreas, dem 30. November, Stechapfelsamen im Freien liegen und warf sie am nächsten Morgen ins Feuer, konnte man herausfinden, wie der Winter wird – verbrannten sie mit lautem Krachen, stand ein kalter Winter bevor.

Eine deutlich größere mythologische Bedeutung hatte der Stechapfel in Amerika und in Asien. Schultes/Hoffmann überliefern dieses Märchen der Zuni-Indianer über die göttliche Abstammung der Datura, ihrer heiligsten Pflanze: „In alter Zeit lebten ein Knabe und ein Mädchen, Bruder und Schwester, im Innern der Erde. Sie kamen jedoch oft an die Erdoberfläche und machten weite Wanderungen. Die beiden achteten genau auf alles, was sie sahen und hörten, um es dann ihrer Mutter zu erzählen. Dies missfiel den göttlichen Zwillingssöhnen des Sonnenvaters. Als sie dem Knaben und dem Mädchen begegneten, fragten sie diese: ‚Wie geht es euch?' Die Geschwister antworteten: ‚Wir sind glücklich.' Sie erzählten den göttlichen Zwillingssöhnen, wie sie die Menschen dazu bringen konnten, in Schlaf zu fallen oder Geister zu sehen oder unruhig herumzugehen und zu erkennen, wer einen Diebstahl begangen hatte. Nach dieser Begegnung waren sich die Göttlichen einig, dass die beiden zu viel wussten und endgültig aus dieser Welt verbannt werden sollten; sie ließen deshalb Bruder und Schwester für immer ins Erdinnere verschwinden.

Blüten erblühten an der Stelle, wo die beiden hinabgestiegen waren – genau die gleichen Blüten, die sie bei ihren Besuchen auf der Erde jeweils an ihren Schläfen getragen hatten. Die Göttlichen nannten die Pflnaze a'neglakaya, nach dem Namen des Knaben. Die zahlreichen Kinder der Urpflanze haben sich über die ganze Erde verstreut. Einige der Blüten sind leicht gelblich, einige bläulich oder rötlich getönt. Die Farben entsprechen den vier Himmelsrichtungen."

## Bedeutung in der Heilkunde

Da der Stechapfel bei uns erst ab dem 16. Jahrhundert heimisch wurde, sind so gut wie keine Rezepte überliefert, in denen von der Verwendung dieser Pflanze als Heilmittel die Rede ist. Bekannt war allerdings seine halluzinogene Wirkung, und so verwundert es nicht, dass er im Laufe der Zeit schließlich auch in die Töpfe der Hexentränke wanderte. Zudem wurde er – wenn auch erst sehr spät – als Bestandteil der Hexensalbe aufgeführt. In Osteuropa räucherte man mit dem Stechapfel gegen Zahnschmerzen und verwendete die frischen Blätter bei Verbrennungen. In seiner Heimat in Mittel- und Südamerika wurde die bewusstseinserweiternde Wirkung stets geschätzt und diente den indigenen Schamanen als Zauberpflanze. Bei den Inkas brachte der Verzehr der Blätter Visionen. Eine Variante des Stechapfels ist auch aus Indien bekannt, wo er ebenfalls in erster Linie als Rauschmittel eingesetzt wurde. In orientalischen Kulturen wurde er mit Hanf, Opium und verschiedenen Gewürzen vermischt und zu kultischen Zwecken geraucht.

Auch als Aphrodisiakum kam der Stechapfel zur Anwendung, sollte er doch Frauen gefügig und liebestoll machen. In China wurde das Bier mit Stechapfel versetzt – ganz ähnlich wie bei uns mit Bilsenkraut –, um die rauschhafte Wirkung zu potenzieren.

## ACHTUNG

Nach der Einnahme von Stechapfel kommt es nach kurzer Zeit zu einem narkotischen Schlaf. In den darin erlebten Träumen werden häufig Verwandlungen in Tiere erlebt, auch Flugträume kommen vor sowie stark erotisch gefärbte Visionen. Das im Stechapfel enthaltene Scopolamin macht den Betroffenen willenlos und nicht selten wurde er verabreicht, um sich Frauen gefügig zu machen oder jemanden zu bestehlen. Auch bei Verhören kam Stechapfel als eine Art Wahrheitsdroge zum Einsatz – mit oft tödlichem Ausgang. Vor der Einnahme des Stechapfels in all seinen Bestandteilen wird daher dringend gewarnt.

# Nachtschatten

**Wissenschaftlicher Name**
*Solanum dulcamara/Solanum nigrum*

**Familie**
Nachtschattengewächse *(Solanaceae)*

**Andere Namen**
Bittersüß, Hundbeere, Mäuseholz, Mausholz, Natternholz, Pissranken, Rote Hundsbeere, Saurebe, Stinkteufel, Süßstoff, Teufelsklatten, Waldnachtschatten, Wasserranke, Wolfsbeere, Alpranken, Alfenkraut, Seidelbeere, Hirschkraut, Jelängerjelieber

**Vorkommen**
in weiten Teilen Europas, Asiens sowie in Nordafrika

**Standort**
an Ufern, in feuchten Waldstücken sowie an mäßig trockenen Plätzen *(Solanum dulcamara)* beziehungsweise an Äckern, Schuttplätzen, in Gärten und an Mauern *(Solanum nigrum)*

## Botanische Beschreibung

Der Bittersüße Nachtschatten *(Solanum dulcamara)* ist ein kletternder oder auch liegender Halbstrauch, der eine Höhe von bis zu zwei Metern erreichen kann. Seine unteren Teile verholzen. Auffällig sind von Juni bis August die wunderschönen violetten Glockenblüten mit den fünf leuchtend gelben Staubblättern in der Mitte. Später bilden sich Früchte in Form von leuchtend roten, aber giftigen Beeren aus. Diesen verdankt der Strauch seinen Namen, denn sie schmecken zuerst bitter und später sehr süß. Alle Teile des Nachtschattens enthalten die giftigen Steroidalkaloide, die höchste Konzentration findet sich im Kraut.

Vom Bittersüßen Nachtschatten sind drei sogenannte chemische Rassen bekannt. Das bedeutet, dass die äußerlich gleich aussehenden Pflanzen eine unterschiedliche Alkaloidzusammensetzung haben. Man unterscheidet die Tomatidenolrasse, die westlich der Elbe vorkommt und deren Steroidalkaloide auf dem Aglykon Tomatidenol aufbauen, die Soladulcidinrasse, die östlich der Elbe vorkommt und deren Steroidalkaloide auf dem Aglykon Soladulcidin aufbauen, sowie die Solasodinrasse, die isoliert in Ungarn, Bulgarien und Frankreich vorkommt, mit Solasodin als Aglykon.

Vom Bittersüßen Nachtschatten abzugrenzen ist der vor allem in Mitteleuropa verbreitete Schwarze Nachtschatten *(Solanum nigrum)*, der weiße Blüten und erbsengroße schwarze Früchte hervorbringt. Vor allem die unreifen Beeren haben einen hohen Gehalt an giftigem Solanin, während die reifen Beeren und die Blätter in einigen Gegenden sogar als Nahrungsmittel eingesetzt werden.

Die Toxizität beider Nachtschatten erreicht nicht die der tödlichen Kolleginnen Bilsenkraut, Tollkirsche, Stechapfel und Alraune, doch reicht sie aus, um akute Beschwerden wie Erbrechen, Magen- und Darmschmerzen sowie fürchterliche Durchfälle hervorzurufen. Wie bei allen Nachtschattengewächsen tritt als Nebenwirkung eine starke

Erweiterung der Pupillen auf. Auch Hautausschläge werden beobachtet. Eine Nachtschattenvergiftung kann in schlimmen Fällen ebenfalls zum Tod durch Atemlähmung führen.

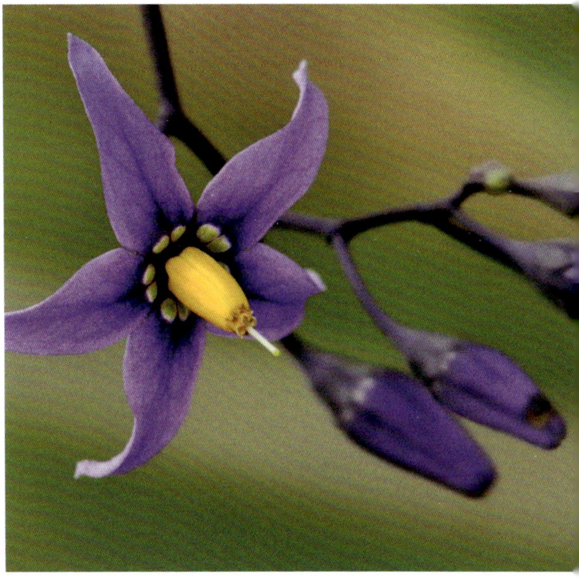

## Mythologische Bedeutung

Schon im Sarkophag des ägyptischen Pharaos Tutenchamun wurden getrocknete Beeren des Bittersüßen Nachtschattens gefunden und Plinius berichtete, dass Zauberinnen aus Thessalonien aus dem Schwarzen Nachtschatten einen Trank brauten, der erotische Visionen hervorrief. Insgesamt tritt beim Nachtschatten die magische Bedeutung deutlicher in den Vordergrund als seine heilkundliche. Das schwingt schon in seinem deutschen Namen mit, denn „Nachtschatten" leitet sich von dem althochdeutschen „nahtschado" ab, was soviel wie „nächtlicher Schaden" bedeutet. Vielleicht war damit eine Krankheit gemeint, die wir heute als pavor nocturnus bezeichnen würden, als nächtliches Aufschrecken, begleitet von extremer Unruhe, Beklemmungsgefühlen und Albträumen. Diese galt als von Dämonen verursacht, die sich nachts auf die Brust des Schläfers setzen. Der Nachtschatten, so die Vermutung, vertrieb diese Dämonen.

Diese Vorstellung erklärt möglicherweise auch die Namen „Alpranke" und „Alpkraut", denn um Kinder vor den Dämonen der Nacht zu schützen, legte man die Pflanze in deren Wiege oder flocht daraus einen Kranz, den man ihnen um den Hals legte. Dem Vieh hingegen band man einen Kranz aus Bittersüßen Nachtschatten gegen Atemprobleme um. Vom Schwarzen Nachtschatten wissen wir darüber hinaus, dass er als Zutat für die Hexensalben diente und in so manchen Kochtopf wanderte, in dem ein Liebestrank gebraut wurde.

## Bedeutung in der Heilkunde

Gemäß ihrem wissenschaftlichen Gattungsnamen *Solanum*, der dem lateinischen Wort solumen für Trost und Beruhigung entstammt, wurde Nachtschatten zum Stillen von Schmerzen eingesetzt. Daneben diente er zur

Blutreinigung und wurde gegen Übelkeit sowie bei Rheuma, chronischer Bronchitis und anderen Atemwegserkrankungen angewandt. Auch heute noch werden Nachtschattenpräparate bei chronischen Hautleiden eingesetzt, zum Beispiel bei Neurodermitis.

Die ersten Berichte über eine heilkundliche Anwendung der Pflanze stammen aus der Mitte des 16. Jahrhunderts. So lesen wir im Kräuterbuch des Jakob Dietrich, genannt Tabernaemontanus: „Die Blätter gepulvert, mit Feigen vermischt eingenommen fördert den Stuhlgang. Das Kraut gesotten und getrunken treibt das geronnene Blut aus dem Leib, löscht die Entzündung des Leibes außen und innen." Entsprechend verwendete man den Schwarzen Nachtschatten gegen Fieber, Rheuma und Gicht, aber auch als Abführmittel. Hildegard von Bingen wiederum empfahl den Schwarzen Nachtschatten zur äußerlichen Anwendung bei Herzproblemen und Zahnweh, aber auch bei angeschwollenen Beinen und Fußleiden.

In der modernen Naturheilkunde geht man allerdings auf Nummer sicher und verzichtet in aller Regel auf den Einsatz von Nachtschatten, um das Risiko einer Vergiftung auszuschließen, selbst wenn diese vor allen Dingen für den Schwarzen Nachtschatten umstritten ist.

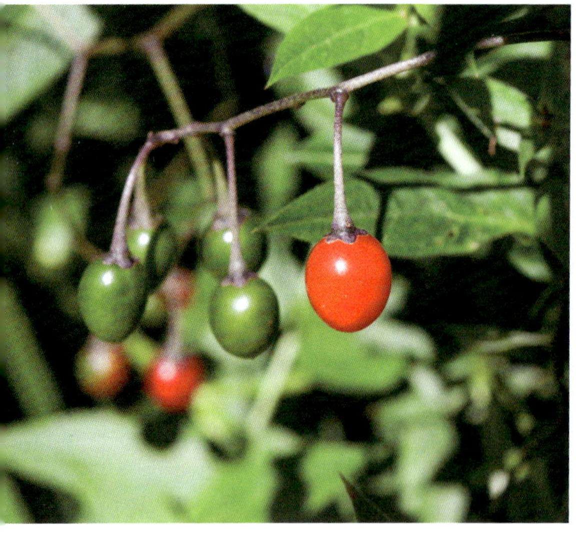

## ANWENDUNG

Obwohl der Nachschatten sicherlich schon seit vielen Jahrtausenden eingesetzt wird, sollte man tunlichst von einer inneren Anwendung absehen – zu groß ist das Risiko einer Vergiftung, gerade weil man nicht abschätzen kann, wie hoch die Konzentration des Giftes in den einzelnen Pflanzenteilen wirklich ist. Jedoch spricht nichts gegen eine äußere Anwendung, zumal sich ein entsprechender Sud leicht herstellen lässt, indem Sie einen Teelöffel des getrockneten Krautes mit einem Viertel Liter kochendem Wasser übergießen und das Ganze zehn Minuten ziehen lassen. Nach dem Abseihen können Sie mit diesem Sud von Ausschlägen betroffene Hautpartien abtupfen oder Umschläge gegen Cellulitis machen.

# Gefleckter Schierling

**Wissenschaftlicher Name**
*Conium maculatum*

**Familie**
Doldengewächse *(Apiaceae)*

**Andere Namen**
Giftkraut, Mäuseschierling, Stinkkraut, Wutscherlich, Wüterich, Wutzerling, Wutscherling, Scharpenpiepen, Tollkerbe, Blutschierling, Ziegendill, Krottenpetersilie, Vogeltod

**Vorkommen**
Europa, Asien und Nordafrika

**Standort**
an Wegen, auf Äckern und in Gärten

## Botanische Beschreibung

Der gefleckte Schierling ist eine zweijährige Pflanze und erreicht eine Höhe von einem halben bis drei Metern. Sein Stängel ist rund, hohl und bläulich bereift, ansonsten kahl. Im unteren Bereich weist er oft rote Flecken auf. Auch die zwei- bis vierfach gefiederten Blätter sind kahl. Die weißen Blüten bilden eine flache Dolde. Die Früchte werden bis zu drei Millimeter lang, sind eiförmig und die Rippen meist wellig gekerbt. Die Blütezeit ist zwischen Mai und September. Typisch ist der oft als unangenehm empfundene Geruch nach Mäuseharn.

Der Schierling ist die giftigste Pflanze in unseren Breiten und in allen seinen Teilen sehr stark toxisch! Sein Gift ist das Alkaloid Coniin, das besonders stark in den unreifen Früchten konzentriert ist. Er kann mit ungiftigen Küchenkräutern wie Fenchel und Anis (Früchte) verwechselt werden, aber auch Kerbel und Petersilie (Blätter). Gefahr birgt zudem die Verwendung der hohlen Stängel als Blasrohre oder Flöten durch Kinder.

## Mythologische Bedeutung

Traurige Berühmtheit erlangte der Schierling als Hauptbestandteil des Schierlingsbechers, einem Gifttrunk, der dem Gelehrten Sokrates 399 v. Chr. verabreicht wurde, nachdem man ihm vorwarf, neue Götter eingeführt und die Jugend verdorben zu haben. Der Trunk, ein Extrakt aus unreifen Schierlingssamen mit Schlafmohn gemischt, galt als offizielle Methode

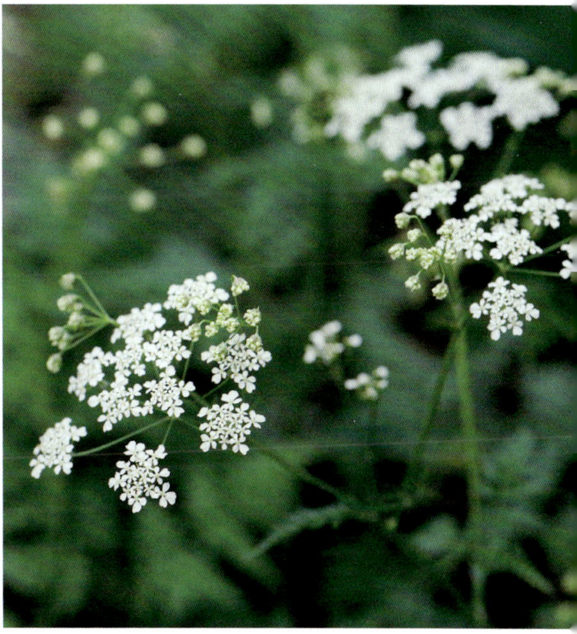

zur Vollstreckung der Todesstrafe und besaß im Hinblick auf die ästhetischen Ansprüche der Griechen den Vorzug, dass die Gifte den Körper des Verurteilten nicht deformierten. Das Opium des Schlafmohns sollte den Tod be-

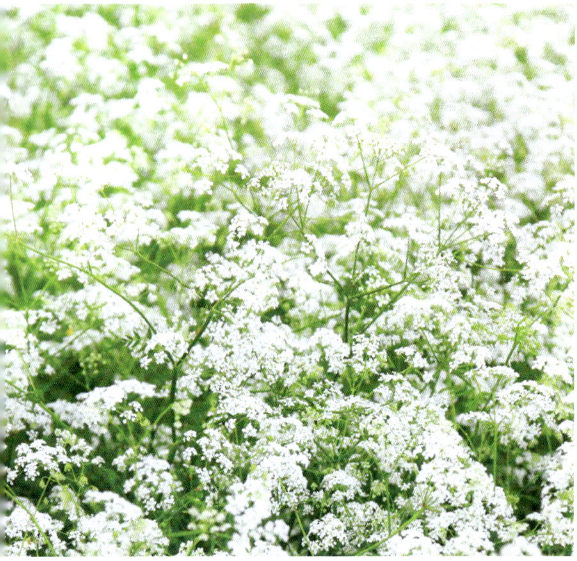

schleunigen, aber auch die qualvollen Krämpfe im Endstadium mildern.

In seinem „Phaidon" schildert Platon die letzten Stunden des Philosophen sehr genau, und so finden wir hier eine der ersten Beschreibungen der Giftwirkung dieser Pflanze, die von den Griechen „die Schwindelerregende" genannt wurde: Nach und nach lähmt das Gift die quergestreifte Muskulatur im Körper, die normalerweise dem Willen unterliegt. Der Tod erfolgt durch Atemlähmung eine halbe bis fünf Stunden nach der Einnahme, meist bei vollem Bewusstsein. Vergiftungserscheinungen sind Brechreiz, der Verlust des Sprach- und Sehvermögens sowie Muskelkrämpfe.

Platons Phaidon-Dialog über den Gifttod Sokrates' endet übrigens mit den Worten: „Dies, o Echekrates, war das Ende unseres Freundes, des Mannes, der unserem Urteil nach von den damaligen, mit denen wir es versucht haben, der trefflichste war und auch sonst der vernünftigste und gerechteste."

## Bedeutung in der Heilkunde

Der deutsche Name des Schierlings geht möglicherweise auf das althochdeutsche „scern" für „Schirm" zurück, was angesichts der schirmförmigen Form der Blütendolden einleuchtet. Eine andere plausible Deutung leitet den Namen von dem angelsächsischen Wort „scearn" für „Mist", „Dung" ab – ein Hinweis auf den unangenehmen Geruch, den die blühende Pflanze verbreitet. Ungeachtet dessen wurde der Schierling trotz seiner schon in der Antike bekannten besonderen Giftigkeit gern als Schönheitsmittel verwendet, wenn auch eher äußerlich: Junge Mädchen rieben sich mit dem Saft der Staude die Brüste ein, damit diese nicht „welkten". Tücher sollten mit dem aus den Blüten gewonnenen Destillat getränkt und auf die Brüste gelegt werden, damit diese nicht zu groß würden. Die gleiche Prozedur sollte im Übrigen bei Wassersucht helfen.

Aber auch bei Männern kam der Schierling zum Einsatz: Man glaubte, dass ein Gemisch aus pulverisierter Schierlingswurzel und Eiweiß, auf die Genitalien gestrichen, einen Mann vor unkeuschen Gedanken bewahren und ihn sogar impotent machen könne. So wundert es nicht, dass Schierling häufig in den Gärten der Klöster anzutreffen war.

Alles in allem sagte man dem Schierling eine eher lustfeindliche Wirkung nach. Entsprechend ging das Gerücht um, Hexen würden sich nachts in die Häuser ihrer männlichen Opfer schleichen und ihnen die Potenz rauben, indem sie deren Glied mit Schierlingssaft bestrichen.

Andererseits wird auch eine ganz andere Wirkung des Schierlings beschrieben, die mit seinem volkstümlichen Namen „Wutscherling“ einhergeht, denn die Einnahme des Krautes verursacht offensichtlich einen Zustand, der als „doll und trunken“ beschrieben wird. Man gerät also in eine Art Raserei oder Ekstase, in der man letztlich den Eindruck hat, man flöge. Aus diesem Grund nimmt man an, dass Schierling ein Bestandteil der sogenannten Hexensalben gewesen sein muss, wie auch in Shakespeares Macbeth angedeutet wird, wenn die dritte Hexe als Bestandteil der Zaubersalbe anführt: „Wurz vom Schierling, nachts gepflückt“. Man erzählte sich auch, dass Kröten sich gern unter Schierlingen aufhielten, um deren Gift aufzusaugen. Als Gegenmittel gegen die vom Schierling verursachte Wut galt ein Trunk aus Essig.

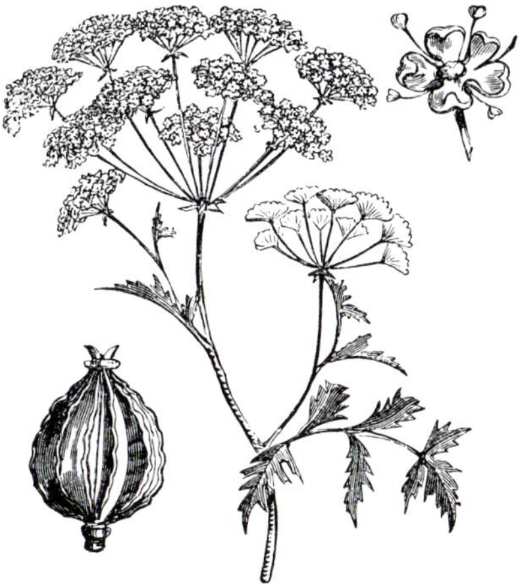

## ACHTUNG

Das Gift des Schierlings wirkt äußerlich betäubend und lässt die Haut empfindungslos werden, weswegen es in früheren Tagen auch zur lokalen Anästhesie bei Amputationen Verwendung fand. Heute wird der Schierling nicht mehr in der Medizin genutzt, da es harmlosere Medikamente für dessen Einsatzgebiete gibt, die eine genaue Dosierung erlauben. Beim Schierling hingegen liegen die heilende und die tödliche Dosis eng beieinander. Einzig in der Homöopathie gibt es noch Anwendungen, zum Beispiel bei Husten und Altersschwindel.

# Blauer Eisenhut

**Wissenschaftlicher Name**
*Aconitum napellus*

**Familie**
Hahnenfußgewächse *(Ranunculaceae)*

**Andere Namen**
Sturmhut, Akonit, Wolfswurz, Blaumützen, Eliaswagen, Fuchswurz, Giftkraut, Tauberl am Schlag, Teufelswurz, Venuswägelchen, Herrenkutsche, Kappenblume, Helmgiftkraut, Ziegenwürglich, Großmutters Mütze

**Vorkommen**
Mittel- und Westeuropa

**Standort**
an Bachufern, auf Wiesen und Waldlichtungen

## Botanische Beschreibung

Der Blaue Eisenhut bevorzugt nährstoffreiche, auch kalkhaltige Lehm- und Tonböden. Er ist hauptsächlich in den europäischen Gebirgen und den höheren Lagen der Mittelgebirge anzutreffen. Die ausdauernde, krautige Pflanze kann eine Höhe von bis zu zwei Metern erreichen. Dabei treibt aus einer knollenartigen Wurzel ein aufrechter, kräftiger Stängel, der dunkelgrüne, fünf- bis siebenfach geteilte, handförmige Blätter trägt.

Die zahlreichen Blüten stehen dicht am Stängel. Die Blütenblätter variieren von dunkel-blauviolett über tiefblau bis hellblau und sogar weiß-blau gescheckt. Das obere Blütenblatt hat die Gestalt eines Helms. Die Samen der Früchte sind dreikantig. Die Hauptblütezeit liegt in Mitteleuropa von Juli bis September. Der Blaue Eisenhut bildet in der Vegetationsperiode eine oder zwei Tochterknollen, aus denen er im Frühjahr neu austreibt. Der ursprüngliche Spross stirbt dabei ab.

Alle Teile der Pflanze sind stark toxisch. Sie enthalten das Alkaloid Aconitin, ein Herzgift. Schon die Berührung mit der Pflanze kann zu Taubheitsgefühlen an den entsprechenden Körperstellen führen. Kommt es zur Einnahme der Pflanze, treten übermäßige Kälteempfindlichkeit, Übelkeit und nervöse Erregung ein. Herzrhythmusstörungen können auftauchen, Lähmungen und Krämpfe den Körper packen. In schweren Fällen kommt es zur vollständigen Lähmung des Kreislaufs und schließlich zum Tod. Der Blaue Eisenhut ist aufgrund der Zerstörung seiner Standorte eine bedrohte Pflanze und steht daher unter Naturschutz.

## Mythologische Bedeutung

Nach der griechischen Sage wuchs der Eisenhut dort aus der Erde, wo der Geifer des Höllenhundes Kerberos hintroff, als er von Herakles aus der Unterwelt gebracht wurde. Entsprechend war Aconitum in der Antike der Göttin Hekate heilig, der Schutzherrin aller Magie und Wächterin der Tore zwischen den Welten. Er galt nicht nur als äußerst gefährlich, sondern auch als besonders zauberkräftige Pflanze.

Die Germanen glaubten, wenn man die Wurzel des Eisenhuts bei abnehmendem Mond ausgrübe und sie anschließend auf bloßer Haut trüge, würden Blinde wieder sehend. Gegen Halsweh band man sich einen Zopf aus geflochtenem Eisenhut um den Hals. Noch im Mittelalter glaubte man, dass die Wurzel – in der Tasche getragen oder in die Kleidung eingenäht – vor Läusen schütze.

Es sind auch Fälle überliefert, in denen Eisenhut als Aphrodisiakum verwendet oder in Liebestränke gemischt wurde, um einen Angebeteten für sich zu gewinnen. Nicht selten aber wurde der Begehrte nach Darreichung eines solchen Trunks verrückt oder hauchte sein Leben aus.

Wenn man der Theorie folgt, dass die Sagen und Märchen von Feen und Elfen (wie sie in vielen europäischen Ländern bis heute lebendig geblieben sind) auf die Erinnerung an eine prähistorische Bevölkerung zurückgehen, die vor der Ankunft der Indogermanen die fruchtbaren Ebenen Europas besiedelten, handelt es sich bei den sogenannten Elfenpfeilen möglicherweise um mit dem Gift des Eisenhut getränkte Pfeile der Menschen in jenen vorgeschichtlichen Zeiten.

## Bedeutung in der Heilkunde

Die Giftigkeit des Eisenhuts war schon in der Antike gefürchtet. Der römische Kaiser Trajan erließ im Jahre 117 ein

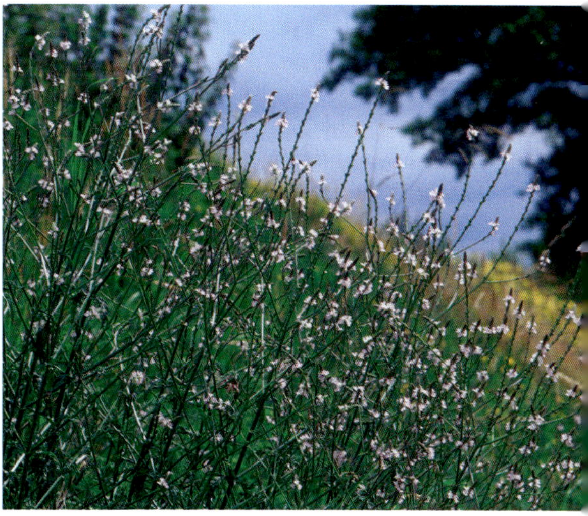

Gesetz, nach dem der Anbau von Eisenhut in Hausgärten streng bestraft wurde – er hatte Angst vor Mordanschlägen an seinem Hof. Nicht ganz zu Unrecht: Der römische Kaiser Claudius war im Jahre 54 von seiner Gemahlin Agrippina durch ein Pilzgericht vergiftet worden, in das sie Eisenhut gemischt hatte. Damit ebnete sie ihrem Sohn Nero den Weg. Auch Papst Hadrian VI. soll im Jahre 1523 Opfer eines Giftanschlags mit Eisenhut geworden sein. Plinius bezeichnete Aconitum in seiner „Naturgeschichte" deshalb folgerichtig als ein „pflanzliches Arsen". Weil das Gift der Pflanze besonders gut über die Schleimhäute in den Körper aufgenommen wird, gab es bereits damals Spekulationen, wie man Eisenhut unauffällig zum Einsatz bringen könne, zum Beispiel beim Geschlechtsverkehr durch Bestreichen der Genitalien.

Auch von seltenen medizinischen Anwendungen wissen wir: Albertus Magnus benutzte den blauen Eisenhut gegen Lepra, Paracelsus setzte ihn als Abführmittel ein. Daneben wird auch vom Gebrauch des Giftes bei der Jagd berichtet. Dioskurides, ein griechischer Arzt aus dem 1. Jahrhundert nach Christus, berichtete beispielsweise, man könne Wölfe fangen und töten, indem man Fleischköder auslegt, die mit Teilen der Pflanze versetzt sind. Ähnlich verfuhren die Germanen, indem sie mit dem von ihnen „Wolfswurz" genannten Eisenhut Wölfe zur Strecke brachten. In Indien wurde die dort heimische Sorte als Pfeilgift gegen Tiger und Panther eingesetzt, auch die Mauren setzten das Kraut bei der Kriegsführung ein und nannten es „Schießkraut". Mit grausigem Erfolg: Wer von den mit dem Gift bestrichenen Pfeilen getroffen wurde, hatte kaum Überlebenschancen.

Im 17. Jahrhundert verwendete man Eisenhut schließlich nicht nur als Mordmittel, sondern auch als Halluzinogen. Wenn es in der richtigen Dosierung auf die Haut aufgetragen wurde, verursachte es zunächst ein Gefühl des Kribbelns, schließlich Halluzinationen. Vielfach wird von der Vorstellung berichtet, sich in ein Tier zu verwandeln, so als ob einem ein Fell- oder Federkleid wüchse. Dies könnte den volkstümlichen Namen „Venuskutsche" erklären, denn das Kraut versetzt einen auf Nachtfahrt in erotische Visionen.

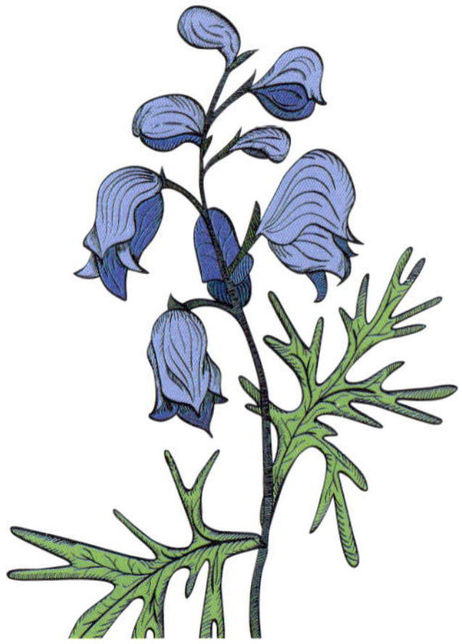

## ACHTUNG

Wie gesagt: Der Eisenhut ist eine der giftigsten Pflanzen in unseren Breiten. Eine Anwendung schließt sich daher von selbst aus. Berichte über leichtsinnige und unglückliche Todesfälle sind uns schon aus der frühen Neuzeit überliefert. In seinem Kräuterbuch berichtet Dr. William Turner im Jahre 1551 vom tragischen Tod von Franzosen, die fast alle innerhalb von 48 Stunden starben, weil sie Eisenhut für etwas anderes gehalten hatten. Sir Francis Bacon erzählte 1595 von einem Franzosen, der von einem Salat aß, in dem nur sechs Blüten des Eisenhuts gemischt waren – und unter schrecklichen Schmerzen starb. Bis zum heutigen Tag gibt es kein wirksames Gegenmittel. Allerdings wird das Gift im Körper recht schnell wieder abgebaut, sodass eine gewisse Überlebenschance besteht, wenn der Körper künstlich beatmet wird.

# Mutterkorn

**Wissenschaftlicher Name**
*Claviceps purpurea*

**Andere Namen**
Purpurroter Hahnenpilz, Ergot, Krähenkorn, Hahnensporn, Hungerkorn, Tollkorn, Roter Keulenkopf, Roggenmutter, Afterkorn, Totenkorn

**Vorkommen**
in Regionen mit gemäßigtem Klima

## Botanische Beschreibung

Unter dem Mutterkorn versteht man die längliche, kornähnliche Dauerform des Mutterkornpilzes, der besonders gern Roggen befällt, aber auch vor Dinkel, Weizen, Hafer und Gerste nicht haltmacht. Es handelt sich um das Überwinterungsstadium des Pilzes, der wie ein schwarzes, überlanges Korn aus der Ähre herausragt. Wie die reifen Getreidekörner fallen die Mutterkörner dann auf den Boden. Im Frühjahr wachsen aus einem solchen „Korn" unmittelbar über dem Erdboden mehrere gestielte Köpfchen. Wenn die Gräser und Getreide blühen, werden die Sporen freigesetzt und mit dem Wind verbreitet.

Neben Kohlenhydraten und anderen gewöhnlichen Stoffen enthält das Mutterkorn die nach ihm benannten Mutterkornalkaloide, die eine Gruppe sehr starker Gifte bilden, darunter Ergotamin, dem Auslöser des sogenannten Antoniusfeuers, auch bekannt als Mutterkornbrand. Die Symptome einer Vergiftung sind Darmkrämpfe, Halluzinationen und massive Durchblutungsstörungen, die schließlich zum Absterben von Fingern und Zehen führen. Heute wird großer Wert darauf gelegt, Getreide zuverlässig zu reinigen. Dazu werden auch moderne Mittel eingesetzt wie Farbausleser, die automatisch die dunkleren Körner des Pilzes aus dem Erntegut aussortieren. Eine weitere Methode, um den Mutterkornbefall zu verhindern, ist die Verwendung von Getreidesorten mit einem besonders hohen Anteil an ausgeschütteten Pollen, damit diese das Korn befruchten können, noch bevor der Pilz eine Chance hat, sich in ihm einzunisten. Insbesondere bei feuchter Witterung während der Blütezeit kommt es

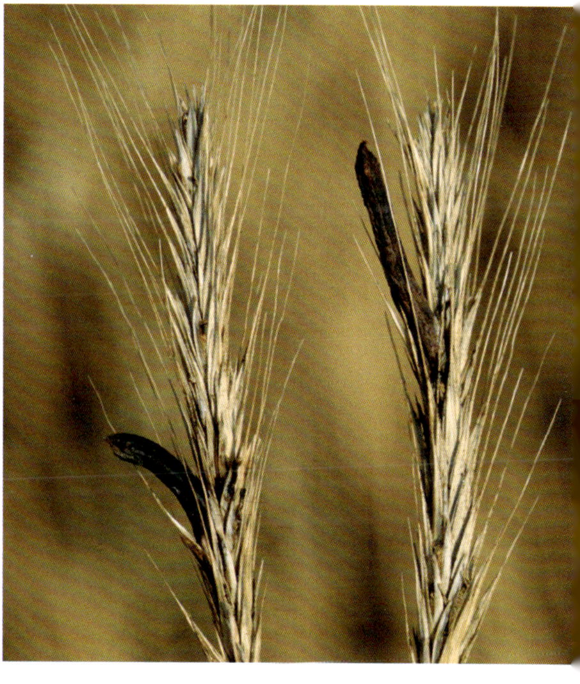

jedoch immer wieder zu Mutterkornbefall, weil sich die Pollen in der Feuchtigkeit nur schwer verbreiten können.

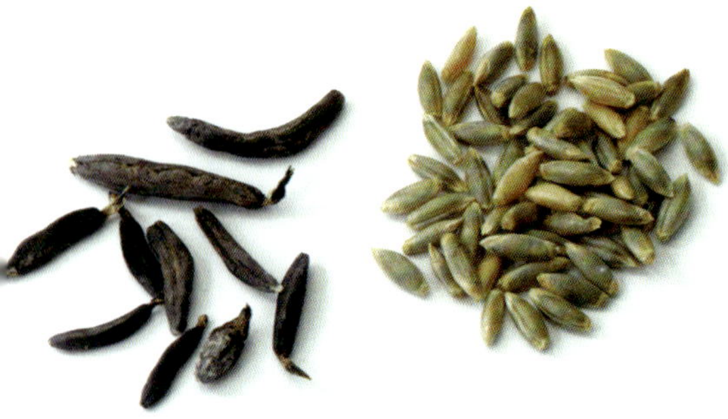

## Mythologische Bedeutung

Der Dichter Lukrez beschrieb die Vergiftung durch Mutterkorn im ersten Jahrhundert in drastischen Bildern: „... der ganze Leib war von brandigen Schwären gerötet, wie wenn das ‚heilige Feuer' sich über die Glieder verbreitet. Vollends im Innern der Menschen, da brannte es bis auf die Knochen, brannte im Magen so loh wie die Flamme im Innern der Erde." Auch die psychischen Folgen wurden von ihm geschildert: „Völlig verwirrter Verstand mit Angstzuständen und Schwermut, finstere Stirn und scharfer, ja wütender Blick aus den Augen; ferner ein ängstlich erregtes Gehör und Brausen im Ohre." Der vom Mutterkorn Vergiftete litt nicht nur selbst entsetzliche Qualen, sondern bot auch den Umstehenden einen schrecklichen, fast dämonenhaften Anblick. Aus diesen Texten wird deutlich, warum die Krankheit, die vom Mutterkorn ausgelöst wird, auch als Getreidebrand bezeichnet wird. In christlicher Zeit war sie zudem als Antoniusfeuer bekannt, da sich vor allen Dingen die Anhänger des Heiligen Antonius darum verdient gemacht hatten, die Vergiftungsopfer zu versorgen. Im 15. Jahrhundert betrieben sie in Europa fast 400 Spitale, was einen guten Eindruck davon vermittelt, wie weitverbreitet die Vergiftung durch das Mutterkorn damals war. Davon abgesehen war die Wahl des Heiligen mehr als passend, denn dieser wurde der Überlieferung nach ununterbrochen von Visionen geplagt, in denen es nur so von grauenerregenden Gestalten wimmelte – ganz ähnlich den Schreckensvisionen, die Menschen mit einer Mutterkornvergiftung erleiden. Gleichzeitig kann davon ausgegangen werden, dass diese halluzinogene Wirkung bekannt war und genutzt wurde.

Der Schweizer Albert Hofmann, der im Jahre 1943 zum ersten Mal aus den Mutterkornalkaloiden LSD-25 isolierte, stellte die These auf, dass es sich bei der geheimen Zutat im Einweihungstrank der Eleusinischen Mysterien um das Mutterkorn gehandelt habe. Im Mythos von Eleusis irrt die trauernde Demeter, die Kornmutter, auf der Suche nach ihrer Tochter Persephone auf der Erde umher. Da begegnet ihr Metaneira, die ihr einen Becher mit Wein anbietet. Demeter lehnt diesen ab, denn er war dem Dionysos geweiht.

Da braute Metaneira aus Gerste und Wasser sowie unter Zusatz anderer geheimer Ingredienzien einen neuen Trunk, den die Göttin dankbar annahm und zum Hauptgetränk ihrer Mysterien machte. Entsprechend mussten alle, die daran teilnahmen, diesen Kykeon genannten Trank zu sich nehmen. Und auch wenn die wahre Rezeptur bis heute ein Geheimnis ist, ähneln die in den Schriften beschriebenen Wirkungen doch deutlich den psychedelischen Erfahrungen, von denen Konsumenten des LSD berichten.

LSD, die Abkürzung für Lysergsäurediäthylamid, ist trotz seiner starken halluzinogenen Wirkung – es gilt als der stärkste bekannte psychedelische Stoff überhaupt – das einzige im Mutterkorn enthaltenen Alkaloid, das ungiftig ist. Das bedeutet, dass es keine tödliche Dosis gibt. Doch die Folgen auf Geist und Verstand sind unabsehbar, denn es löst nicht nur mystische Visionen aus, sondern kann in kollektiver Raserei mit Zerstörungswut und Selbstmord enden.

## Bedeutung in der Heilkunde

Der Name des Mutterkorns weist auf eine wichtige Anwendung im Rahmen der volkstümlichen Heilkunde hin: Es wurde – vermutlich schon in der Antike – von Hebammen als Mittel zur Einleitung der Wehen benutzt. Und vielleicht ist die geheimnisvolle schwarze Pflanze Melanthion, die Hippokrates erwähnte, die wie schwarze Blüten zwischen dem Getreide vorkommt, ebenfalls nichts anderes als das Mutterkorn. Der Arzt erklärte, dass diese Blüten zwischen dem Getreide ausgelesen werden müssten und zur Einleitung der Geburt eingesetzt werden könnten. Neben der Verwendung als Wehenmittel und als Abortivum wurde Mutterkorn auch zum Stillen von Blutungen im Uterus verwendet. Einige der Mutterkornalkaloide werden heute zur Behandlung von Migräne und der Parkinson-Krankheit eingesetzt.

## ACHTUNG

Die Gefahr einer Mutterkornvergiftung ist durch die Hygienemaßnahmen im landwirtschaftlichen Bereich heute auf ein Minimum reduziert. Dennoch kommen Mutterkörner immer wieder vor. Dringend muss wegen der lebensgefährlichen Wirkung des Pilzes vor Experimenten damit gewarnt werden. Wer sich eine Vorstellung von den grauenhaften Bildern machen möchte, die einen nach dem Verzehr von Mutterkorn befallen, sollte sich auf dem Isenheimer Altar des Matthias Grünewald die Schreckgestalten der Visionen des Heiligen Antonius näher ansehen. Dort ist außerdem eine darniederliegende Gestalt zu sehen, welche die körperlichen Symptome des Antoniusfeuers zeigt.

# Taumel-Lolch

**Wissenschftlicher Name**
*Lolium temulentum*

**Familie**
Süßgräser *(Poaceae)*

**Andere Namen**
Rauschgras, Loch, Schwindelhafer, Tollkorn, Durt, Lulch, Weizentwalch

**Vorkommen**
Europa, Asien und Nordafrika

**Standort**
auf Schuttplätzen, an Bahngleisen, in Hafenanlagen sowie an alten Wegen und im Ödland

## Botanische Beschreibung

Taumel-Lolch, ursprünglich im Mittelmeerraum verbreitet, ist ein sehr selten gewordenes einjähriges Gras von grüner bis bläulicher Farbe. Es wächst gern in Büscheln, wobei die aufrechten Halme bis zu einem Meter hoch werden können. Sie sind kahl, glatt und nur unterhalb der Ähre rau. Die untersten Knoten können bewurzelt sein. Die Blattscheiden sind glatt bis leicht rau und kahl. Die Pflanze bildet aufrechte Ähren, die bis zu 25 Zentimeter lang sein können und eine geschlängelte Spindel aufweisen. Die daran sitzenden Ährchen sind wechselständig und bestehen aus bis zu zehn kleinen Blüten. Der Taumel-Lolch blüht im Juni bis August.

Früher trat der Taumel-Lolch vor allem in regenreichen Jahren massenhaft als ertragsschädigendes Unkraut in Hafer- und Gerstenfeldern auf. Heute gilt er dank der modernen und konsequenten Unkrautbekämpfung in weiten Teilen als verschollen oder sogar ausgerottet.

Bemerkenswert ist, dass an den Samen des Lolchs in der Regel der Pilz Neotyphodium coenophialum schmarotzt, ein Verwandter des Mutterkorns. Dadurch ist die gesamte Pflanze giftig. Als das Gras noch auf Getreideäckern weitverbreitet war, kam es deshalb öfter zu Verunreinigung des Mehls und in der Folge zu Vergiftungen, die sich in heftigen Schwindelanfällen („Taumeln") und Sehstörungen mit Halluzinationen äußern konnten. So manche Vergiftung endete tödlich.

## Mythologische Bedeutung

Aufgrund seiner drastischen Wirkung (siehe „Bedeutung in der Heilkunde") bezeichnete der Dichter Vergil den Taumel-Lolch als „lolium infelix", als unglückbringenden Lolch. Nicht selten sorgten verunreinigtes Brot und Bier, aber auch das aus verunreinigtem Lein hergestellte Leinöl für Massenvergiftungen. Man kann jedoch davon ausgehen, dass gerade beim Bierbrauen das Mitvergären von Lolchsamen durchaus bewusst geschah, um die Rauschwirkung des Getränks zu verstärken. Zudem gibt es Vermutungen, dass es möglicherweise Lolch war, der als psychoaktive Substanz im Kykeon, einem rituellen Getränk, das unter anderem in den Mysterien von Eleusis zum Einsatz kam, aber auch als Speise der Zauberin Kirke in der Odyssee auftaucht, für Rauschzustände sorgte. Eine weitere frühe Überlieferung könnte das im Buch Hiob (31,40) erwähnte „stinkende Kraut" sein oder auch das im Matthäusevangelium (13,24–42) auftauchende „Unkraut unter den Weizen", das dort „zizanion" genannt wird – das griechische Wort für den Lolch. Von dort aus wurde „La zizanie" im Französischen zum Wort für Zwietracht, Zank und Streit. Es handelt sich um ein berühmtes Gleichnis, in dem Jesus eine Analogie des Himmelreichs herstellt zu einem Menschen, der guten Samen auf seinem Acker sät.

In der Nacht kommt der Feind und streut Unkrautsamen unter den Weizen. Und als die Samen aufgehen, bemerken die Knechte des Hausherrn, dass nicht nur Weizen, sondern auch das Unkraut wächst. Sie befragen ihn, was denn nun zu tun sei, doch er wehrt das Angebot der Knechte ab, sofort zu jäten. Er begründet dies damit, dass beim Unkrautjäten auch der Weizen Schaden nehmen könne. Deswegen sollten sie alle Pflanzen wachsen lassen und erst bei der Ernte das Unkraut bündeln, um es zu verbrennen, während der Weizen in den Scheunen gesammelt werde.

Dieses Gleichnis wurde von der Inquisition gern zur Rechtfertigung der Verfolgung von Ketzern und Hexen herangezogen, wobei man sich auf die an derselben Stelle von Jesus selbst angeführte Erklärung des Gleichnisses berief: „Der Mann, der den guten Samen sät, ist der Menschensohn; der Acker ist die Welt; der gute Samen, das sind die Söhne des Reiches; das Unkraut sind die Söhne des Bösen; der Feind, der es gesät hat, ist der Teufel; die Ernte ist das Ende der Welt; die Arbeiter bei dieser Ernte sind die Engel. Wie nun das Unkraut aufgesammelt und im Feuer verbrannt wird, so wird es auch am Ende der Welt sein: Der Menschensohn wird seine Engel aussenden, und sie werden aus seinem Reich alle zusammenholen, die andere verführt und Gottes Gesetz übertreten haben, und werden sie in den Ofen werfen, in dem das Feuer brennt. Dort werden sie heulen und mit den Zähnen knirschen. Dann werden die Gerechten im Reich ihres Vaters wie die Sonne leuchten. Wer Ohren hat, der höre!"

## Bedeutung in der Heilkunde

Es ist nicht ganz geklärt, ob der Taumel-Lolch nur in Verbindung mit dem parasitären Pilz zu Vergiftungen führt oder ob er an sich giftig ist. Wie auch immer: Wer absichtlich oder unabsichtlich in den Genuss dieser Pflanze kommt, verliert die Kontrolle über seine Muskelbewegungen. Alles dreht sich, und man beginnt zu taumeln. Begleitet wird dieser Effekt von rasenden Kopfschmerzen sowie Seh- und Hörstörungen. Das Gesichtsfeld verdunkelt sich, und die Ohren klingeln. Das Sprachzentrum ist gestört, man beginnt zu lallen, fühlt sich wie betrunken. Die extreme Übelkeit führt darüber hinaus zu häufigem Erbrechen und zu krampfartigen Koliken. Der so Befallene kann nicht mehr klar denken und wirkt geistig verwirrt. In besonders heftigen Fällen kommt es nach Schlafattacken zu komatösen Zuständen und schließlich zur Atemlähmung mit Todesfolge.

Dioskurides empfahl den Lolch mit Salz, Rettich und Essig zu einem Brei zu verarbeiten, der als Pflaster auf Geschwüre und Brandwunden aufgetragen werden könne. Vermengt mit Schwefel und Essig würde er Flechten und die Räude heilen. Etwas unappetitlich erscheint die Empfehlung, den Taumel-Lolch mit Taubendreck und Leinsamen in Wein zu kochen und zu sich zu nehmen. Nicht minder skurril mutet ein Rezept gegen die Gicht an, das aus dem 17. Jahrhundert überliefert ist: Man solle das Mehl aus Lolchsamen mit Rindermist in Honigwasser kochen, um es dann warm auf die schmerzenden Gliederstellen aufzutragen. Räucherungen des Grases sollten die Fruchtbarkeit bei Frauen steigern; dazu musste man die Lolchsamen mit Weihrauch, Myrrhe oder Safran mischen und auf glühende Kohlen legen, kurz bevor man sich zu seiner Frau ins Bett legte.

Auch im Obstanbau setzte man auf die Kraft des Lolch: Um zu verhindern, dass die Früchte vorzeitig von den Bäumen abfallen, sollte man Lolchgras sammeln und Kränze daraus flechten, die man um den Baumstamm zu gürten hatte.

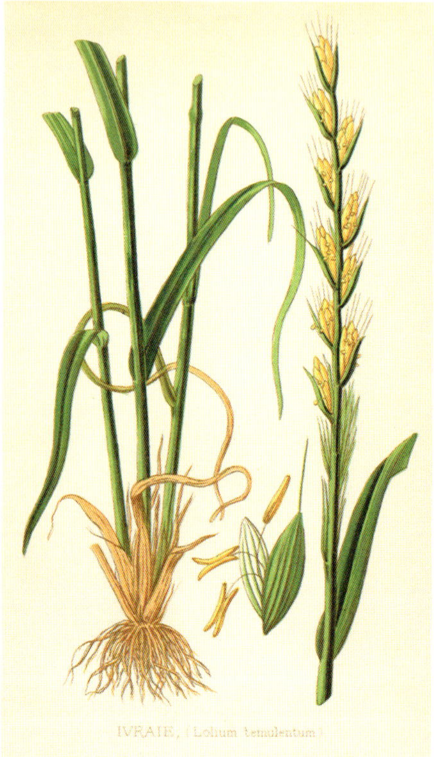


## ACHTUNG

Eine Anwendung des Taumel-Lolchs ist – abgesehen davon, dass er so gut wie ausgestorben ist – aufgrund der Vergiftungsgefahr nicht zu empfehlen. Es besteht Todesgefahr!

# Fliegenpilz

**Wissenschaftlicher Name**
*Amanita muscaria*
**Familie**
Wulstlingsverwandte *(Amanitaceae)*
**Andere Namen**
Hexenei, Rabenbrot, Narrenschwamm
**Vorkommen**
in den nordischen Regionen aller Kontinente bis in subtropische Gefilde
**Standort**
Der Fliegenpilz kommt vom Sommer bis zum Herbst in Nadel- und Laubwäldern häufig vor und ist vor allem in der Nähe von Birken zu finden

## Botanische Beschreibung

Das auffälligste Merkmal dieses Pilzes ist sicherlich sein Hut. Dieser hat einen Durchmesser von bis zu 15 Zentimetern, ist zunächst noch kugelig und öffnet sich später zu einer Scheibe. Während dieses Vorgangs zerreißt die weiße Haut, die den noch jungen Pilz umschließt, und die darunterliegende leuchtend rote Farbe kommt zum Vorschein, während die Überreste der Haut als weiße Punkte übrig bleiben.

Der Hauptwirkstoff des Fliegenpilzes ist die Aminosäure Ibotensäure, die als Muscimol die Grundlage für die psychotrope Wirkung des Pilzes bildet. Die Vergiftungserscheinungen ähneln denen des ihm verwandten Pantherpilzes und treten allgemein kurz nach dem Verzehr auf. Die Zustände gleichen einem Alkoholrausch mit Verwirrungszuständen, Sprachstörungen, motorischer Unruhe und Mattigkeitsgefühlen. Die Stimmung schwankt zwischen Depression und Euphorie. Vergiftete berichten von Angstgefühlen, bei einem gleichzeitigen Empfinden, in die Luft gehoben zu werden und zu schweben. Manche berichten von einer Steigerung der Körperkräfte, andere sehen Farben. Nach zehn bis fünfzehn Stunden klingt der Rausch für gewöhnlich ab und geht in Lethargie über, die in einen tiefen Schlaf mündet. Nach dem Aufwachen fühlen sich die meisten relativ gut erholt, haben aber so gut wie keine Erinnerungen an das im Rausch Erlebte. In diesem Sinne gilt Fliegenpilz wie Alkohol weniger als eine halluzinogene Droge, sondern als ein Delirantium.

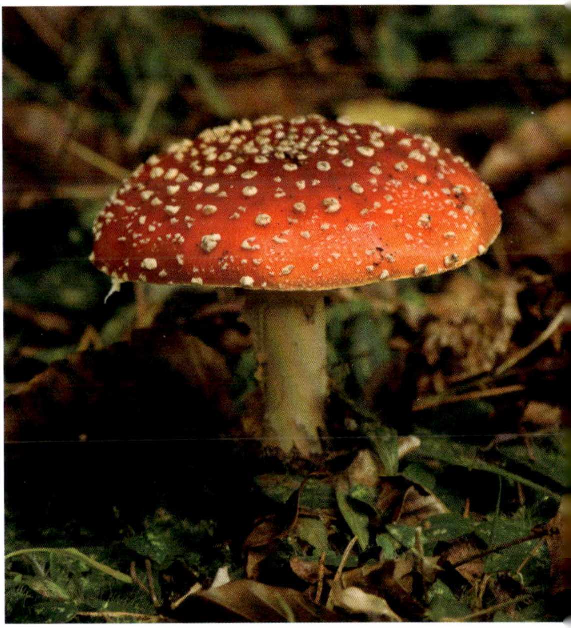

Die Fliegenpilzvergiftung scheint in den üblicherweise genossenen Mengen keine tödlichen Folgen zu haben. Er Erwachsener müsste etwa ein Kilogramm frischen Fliegenpilz verzehren, um eine tödliche Dosis Muscimol ab-

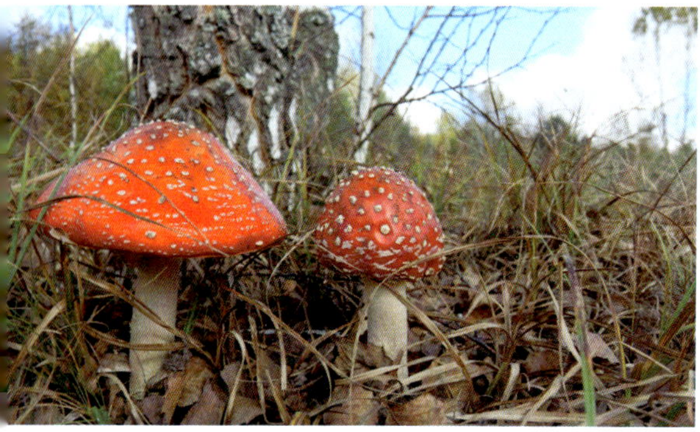

zubekommen, was in etwa zehn Pilzen entspricht. Allerdings mehren sich die Anzeichen für stark leberschädigende Substanzen im Pilz. Insgesamt sind die Wirkung des Fliegenpilzes und ihre Hintergründe nicht komplett erforscht.

## Mythologische Bedeutung

In der germanischen Tradition soll der Fliegenpilz dem Göttervater Odin heilig gewesen sein. Es heißt, dass der Pilz dort dem Boden entspross, wo der Schaum seines achtbeinigen Pferdes Sleipnir auf die Erde tropfte. Auch die Germanen kannten die Bezeichnung Rabenbrot für den Fliegenpilz, was auf eine Verbindung mit den beiden Raben Hunin und Mugin schließen lässt, die Odin umkreisten und ihm alles zutrugen, was an Wissenswertem in der Welt geschah. Dies ist vielleicht eine Anspielung auf die bewusstseinserweiternde Wirkung des Pilzes, die genutzt wurde, um hinter die Dinge zu blicken. Überhaupt ist Odin, der im südgermanischen Raum als Wotan bekannt ist, ein Gott der Ekstase.

Doch was hat der Pilz eigentlich mit Fliegen zu tun? Die am weitesten verbreitete Ansicht geht davon aus, dass er tatsächlich dazu diente, Fliegen zu vertreiben. Dazu sollte man ihn mit Milch mischen, um ein für Mücken und andere Plagegeister tödliches Gebräu zu erhalten. In anderen Gegenden bestreute man den Hut eines Fliegenpilzes mit Zucker und legte ihn in Räumen aus, um Fliegen anzulocken und schließlich zu töten. Es gibt jedoch auch die These, dass der Name mit dem Empfinden zu fliegen zu tun hat, das sich nach dem Verzehr häufig einstellt. Damit wäre die Bezeichnung ein deutlicher Hinweis auf seine rauschhafte Wirkung. In christlichen Zeiten erkannte man im Fliegenpilz natürlich einen Verbündeten des „Herrn der Fliegen" – dem Satan – persönlich. Die besonderen Zustände, die der Fliegenpilz auslösen konnte, wurden als Besessenheit durch Teufel und Dämonen verstanden. Nur Hexen und Zauberer bedienten sich der damaligen Vorstellung nach dieses Gewächses.

Interessant ist, dass der Fliegenpilz trotz aller Verteufelung zu einem universellen Glückssymbol geworden ist und bis heute häufig Glückwunschpostkarten zu Neujahr und anderen Anlässen ziert.

Gern werden auch niedliche Kobolde und Elfen auf einem Fliegenpilz sitzend dargestellt. Handelt es dabei um eine Erinnerung daran, dass dieser Pilz in früheren Zeiten auch bei uns als Mittel diente, der von diesen Wesen bevölkerten Anderswelt einen Besuch abzustatten? Oder ist es lediglich der Versuch, die starke psychoaktive Bedeutung des Fliegenpilzes durch Verniedlichung gering zu halten?

## Bedeutung in der Heilkunde

Früher rechnete man Pilze den Pflanzen zu, entsprechend tauchen sie in Handbüchern der Kräuterheilkunde auf. In der Volksmedizin wurde der Fliegenpilz häufig gegen epileptische Anfälle eingesetzt, aber auch bei Tuberkulose und bei Geschwüren und Ausschlägen als Auflage. Daneben ist natürlich die bewusstseinsverändernde Wirkung des Pilzes allseits bekannt. Sie wurde und wird bis heute vor allen Dingen in den Kulturen des Nordens geschätzt. Die sibirischen Schamanen sammelten seit undenklichen Zeiten den Fliegenpilz als Rauschmittel, das ihnen half, mit der Welt der Götter in Kontakt zu treten. So konnten sie Heilaufträge ausführen, Kontakt zu Geistern aufnehmen und in die Zukunft und Vergangenheit schauen. Er diente also eher kultischen Zwecken als der Vergnügung, wurde aber ähnlich dem Alkohol auch zu gesellschaftlichen Anlässen konsumiert.

Die psychoaktive Wirkung des Fliegenpilzes war schon in der Antike bekannt. Auf den Festen des Dionysos sollen ebenfalls Fliegenpilze verzehrt worden sein, und auch die Ägypter versetzten sich mithilfe des von ihnen „Rabenbrot“ genannten Pilzes in Rauschzustände. Man vermutet, dass germanische Berserker, die sich in Bärenfelle hüllten und als rasende Krieger gefürchtet waren, sich mit einem Trank aus Fliegenpilz in einen ekstatischen Zustand versetzten, in dem sie keinen Schmerz mehr empfanden und in einen Blutrausch verfielen. Etwas weniger martialisch sah Paracelsus die Verwendungsmöglichkeiten des Fliegenpilzes: Er diente ihm als Vorbeugung gegen Lungenleiden und Zuckerkrankheit, aber auch zur Entwurmung.

## ACHTUNG

Von einer Anwendung des Fliegenpilzes ist in jeder Hinsicht abzuraten. Auch wenn es unwahrscheinlich ist, sich dabei umzubringen, sind die psychischen Wirkungen des Giftes mit einem extremen Alkoholrausch zu vergleichen, mit zum Teil verheerenden Folgen. Nicht selten kommt es vor, dass sich jemand im Rausch selbst oder anderen etwas antut. Also: Finger weg vom Fliegenpilz!

# Register

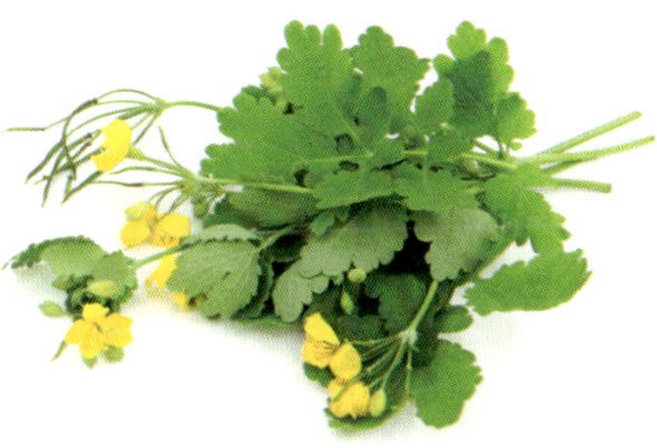

EDITION XXL GmbH
Fränkisch-Crumbach 2013
www.edition-xxl.de

Idee und Projektleitung:
Sonja Sammüller
Layout, Satz und Umschlaggestaltung:
design cat GmbH

ISBN (13) 978-3-86313-070-1
ISBN (10) 3-86313-070-7



**Bildnachweis**

**picture-alliance:** Arco Images GmbH/Diez, O. 56, 59; Arco Images GmbH/H. Gehlken 133; Arco Images GmbH/Reinhard, H. 131; Arco Images GmbH/Reinhard, N. 90; Arco Images GmbH/TUNS 84; Arco Images GmbH/Waldhaeusl, F. 51; botanikfoto/Steffen Hauser 121; D.Harms/WILDLIFE/WILDLIFE/D.Harms 77, 87, 95, 120; dieKLEINERT.de / ..... dieKLEINE/..... dieKLEINERT.de 32; gerard lacz images/Gerard Lacz 96; H.Tange/WILDLIFE/WILDLIFE/H.Tange 33; Mary Evans Picture Library 138; Okapia/Ernst Schacke/Naturbild/OKAPIA 127; picture alliance/Frank May 100; WILDLIFE/D.Harms 114, 134; WILDLIFE/D.Harms/WILDLIFE 113; WILDLIFE/WILDLIFE/D.Harms 30, 119; www.bildagentur-online.com 109

**shutterstock:** Adisa 128; Africa Studio Coverback, 10; Aleshyn_Andrei 4; amlet 55; Amnartk 34, 76; Analia Valeria Urani 69; Ansis Klucis 53; asharkyu 71; Catalin Petolea Coverback, 37; Chamille White 83; Chokniti Khongchum 122; Chromatika Multimedia 17; D7INAMI7S 91; de2marco 117; Diana Taliun 70; Dionisvera 7, 36; Dream79 102; Dr.Margorius 73; efka 46; Elena Elisseeva 6; Elena Schweitzer 59, 143; Eremeev 106; Evgeny Karandaev 94; Fabio Sacchi 125; Gayvoronskaya 93; Gizele 2, 3, 23, 24, 25, 26, 27, 28, 29, 30, 31, 32, 33, 34, 35, 36, 37, 38, 39, 40, 41, 42, 43, 44, 45, 46, 47, 48, 49, 50, 51, 52, 53, 54, 55, 56, 57, 58, 59, 60, 61, 62, 63, 64, 65, 67, 68, 69, 70, 71, 72, 73, 74, 75, 76, 77, 78, 79, 80, 81, 82, 83, 84, 85, 86, 87, 88, 89, 90, 91, 92, 93, 94, 95, 96, 97, 98, 99, 100, 101, 102, 103, 104, 105, 106, 107, 108, 109, 111, 112, 113, 114, 115, 116, 117, 118, 119, 120, 121, 122, 123, 124, 125, 126, 127, 128, 129, 130, 131, 132, 133, 134, 135, 136, 137, 138, 139, 140, 141; Gl0ck 126; Gucio_55 139; HLPhoto 62; Heike Rau 78, 88; Hein Nouwens 23, 24, 27, 30, 33, 36, 39, 42, 45, 48, 51, 54, 57, 60, 63, 80, 38, 56; i9370 57; Iakov Filimonov 107; Imageman 10; jennyt 49; JIANG HONGYAN 103; John Evans 21; jumpingsack 73; kanusommer 115; khuntapol 79; Kirsanov Valeriy Vladimirovich 18; kschrei 99; Le Do 65; lynea 116; Madlen 84, 85; Maks Narodenko 94; Marie C Fields 82; marilyn barbone 44, 47, 52, 76; MarkMirror 39, 57; Martin Novak 16; Mary Terriberry 64; Matthijs Wetterauw 63; merzzie 11; Mila Petkova 19; Morphart Creation 7, 9, 31, 45, 47, 58, 59, 67, 68, 71, 74, 77, 80, 83, 85, 86, 89, 92, 95, 98, 101, 104, 108, 103, 129, 111, 112, 115, 118, 121, 124, 127, 130, 133, 136, 139; mpetersheim 81; mrkornflakes 70; mythja 22; Nataliia Melnychuk Coverback, 43; naucken 2, 5, 132; Nikodash 21; nilovsergey 104; Nuzza 20; oksix 91; Pavelk 140; Petar Paunchev 111; PeterPhoto123 12; Peter Radacsi 25; pick 94; phloen 99; Ralf Neumann 61; Richard Griffin 50; Richard Peterson 35, 62; sai0112 97; Sari ONeal 105; Simone Voigt 44; SinaAppel 2, 3, 6, 9, 10, 14, 15, 16, 18, 21, 24, 27, 30, 33, 36, 39, 42, 45, 48, 51, 54, 57, 60, 63, 68, 71, 74, 77, 80, 83, 86, 89, 92, 95, 98, 101, 104, 108, 112, 115, 118, 121, 124, 127, 130, 133, 136, 139, 142, 143; Subbotina Anna 14, 66; Svetlana Lukienko 28; Tatiana Belova 40; Torquetum 26; Valentyn Volkov 88; Vera 8; vesna cvorovic Coverfront, Coverback; Volosina 29; watin 75; YaiSirichai 72; Yu Lan 27; Zvonimir Atletic 13;